张秀勤刮痧养生堂

第2版

张秀勤刮痧

一刮就好

张秀勤 著

U0255074

北京出版集团
北京出版社

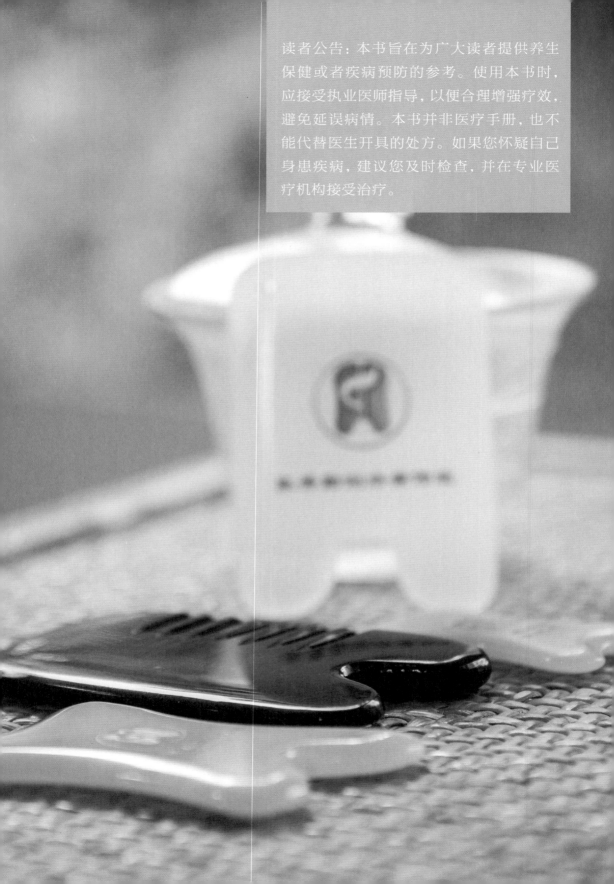

一刮就好的精准刮痧法

历史悠久的刮痧疗法，流传数千年而经久不衰，堪称国粹！本人即是刮痧的受益者，并用刮痧疗法治病救人数十年，亲历了无数刮痧治疗顽症的奇效，见证过很多刮痧缓解痛苦之时的喜悦！即使没有病痛的人刮刮痧也会说："真舒服，刮完痧一身轻松！"更多人应用刮痧疗法减少了药物使用，减轻了病痛，恢复了健康，延长了寿命。但我也遇到过刮痧效果不明显，或刮后症状不减，甚至出现疲劳的状况。探究原因，因为每一种疗法都有它的独特性、局限性和操作要点。个体差异加之病征复杂多变，只有知己知彼，才能取疗法之长补身体之短，取得满意的疗效。盲目操作，难免适得其反！

刮痧，一是刮，二是痧。"刮"是操作，是技巧；"痧"是疗法特点。刮痧的独特性在于其快速宣泄血液中的毒素、体液中的毒素、人体内的浊气，快速清洁体内环境，所以有立竿见影之效。但体内毒素并不是所有疾病的原因，对于体内环境毒素不多而气血亏虚者，若为追求出痧，一味蛮刮，不仅没有疗效，还会耗损气血，事与愿违。

现代人体内环境不清洁者居多，且因血脉瘀滞、毒素积聚，导致气血不足者多。如能了解刮痧之长，知己体内环境寒热虚实，有针对性地运用不同的刮痧技巧，即可扬长避短，减法刮痧也能获得加法效果！最大限度地发挥刮痧优势，还能预知刮痧疗效的快慢。

本书奉献给大家一刮就好的秘诀：病名虽同，人却各异，刮痧治疗也要遵循中医一人一方的治疗原则。按本书对号入座，即使不是中医，也能分清虚实，确定自己的疾病证候。手随心转，法从板出，区别手法对症刮痧。巧用刮痧之长，做到量体裁衣般私人定制的精准刮痧，定能激发身体的自调机能，治疗各种病症。若能综合运用书中根据自身寒热虚实状况配以其他技法，取各法之长，补身体之短，则效果更佳。这就是本书向大家介绍的一刮就好的精准刮痧法！

愿此书能祝君正确应用刮痧，刮出健康！让国粹传承发扬，造福人类，达我夙愿！

张秀勤

目 录

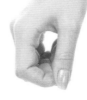

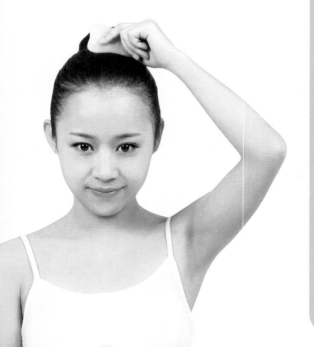

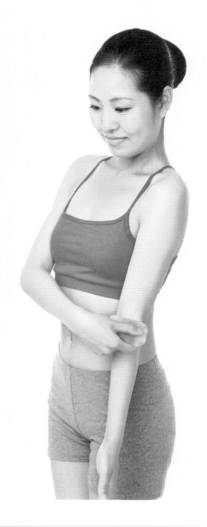

第三章

一刮就好的刮痧方法

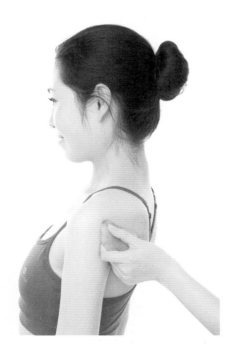

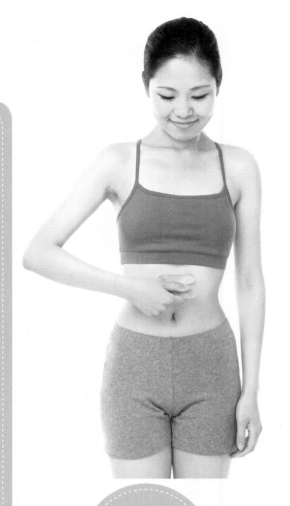

第四章

分清虚实定手法、选搭档，一刮更好

第五章

常见病症分虚实一刮就好

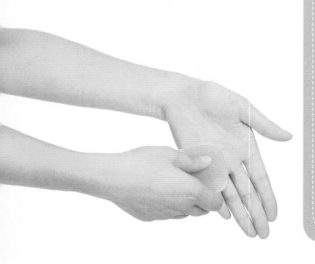

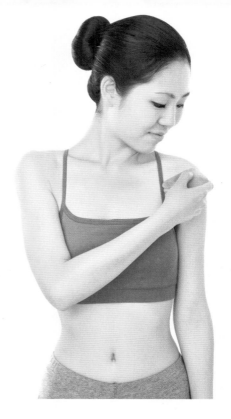

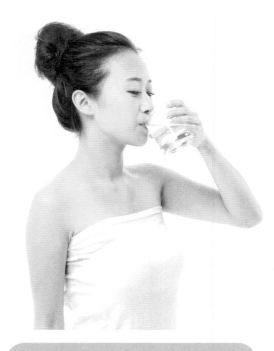

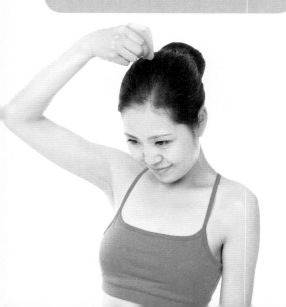

附录

全息刮痧法

　　生物全息理论揭示了生物体每一个相对独立的局部都包含着整体的全部信息，局部是整体缩影的规律。如耳朵、头部、面部、手、足、躯干、四肢等局部器官都包含着整体的全部信息，是整体的缩影。这些局部器官都有与整体各脏腑器官对应的位置，称为全息穴区。选择刮拭这些局部器官的全息穴区可诊测健康、防病治病，这就是全息刮痧法。身体各局部器官的全息穴区与相关脏腑对应性强，刮痧疗效迅速而显著。全息刮痧可供选择的刮拭部位多，取穴灵活多样。

全息刮痧常用穴区
面部全息刮痧穴区

　　面部为全身缩影，面部正中从额头至下颌是头颈和躯干脏腑器官的缩影。另外，上唇对应子宫、膀胱及卵巢，下唇对应肾脏，两颧外上方对应上肢，口唇两侧对应下肢。

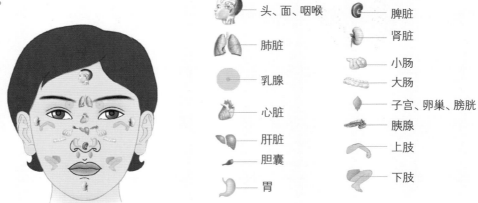

- 头、面、咽喉
- 肺脏
- 乳腺
- 心脏
- 肝脏
- 胆囊
- 胃
- 脾脏
- 肾脏
- 小肠
- 大肠
- 子宫、卵巢、膀胱
- 胰腺
- 上肢
- 下肢

头部全息刮痧穴区

　　前额发际对应大脑，头顶正中对应五脏六腑，侧头部对应四肢关节、头部侧面器官，后头正中对应脊椎、小脑。

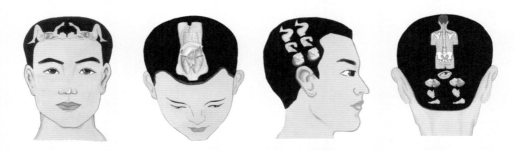

腰背部全息刮痧穴区

　　调节全身的神经从背部脊椎传出和传入，脊椎周围的肌张力会影响脊椎的神经和血液循环，导致各脏腑器官功能失调。刮拭腰背部脊椎对应区，调节肌张力可以有效治疗各脏腑器官神经血管失调的病症。各脏腑器官的脊椎对应区相当于与该脏腑器官同水平段正中线及向两侧拓宽3寸的范围。

胸腹部全息刮痧穴区

　　靠近脏腑器官的体表区域称该脏腑器官的体表投影区。脐腹部为大小肠体表投影区；小腹部的体表区域，男性为膀胱的体表投影区，女性为膀胱与子宫的体表投影区；小腹两侧的体表区域为卵巢的体表投影区；腰部两侧的体表区域为肾脏的体表投影区。

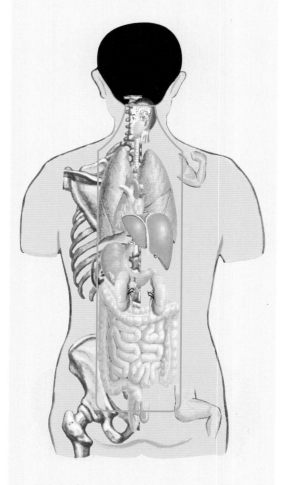

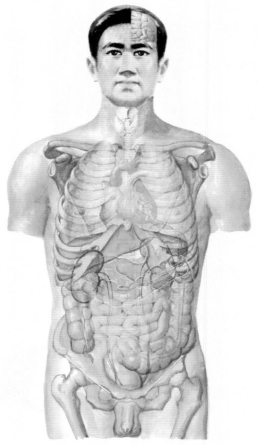

局部器官的全息穴区和同名脏腑器官有着"一枯俱枯，一荣俱荣"的对应关系。刮拭局部器官的全息穴区，根据刮痧反应能诊查脏腑器官的健康状况，也会使对应的脏腑器官出现康复反应，产生治疗作用。

手部、四肢全息刮痧穴区

手掌面对应各脏腑器官，手背面对应人体背部。竖分上下，横分左右。无论左手、右手均以大拇指的方向为身体的左侧，小指的方向为身体的右侧。

四肢部位的每节肢体都是一个完整的全息胚，都是人体的缩影。全息穴区的分布，远心端为头区，近心端为足区。依照从头到足各器官的次序来排布。

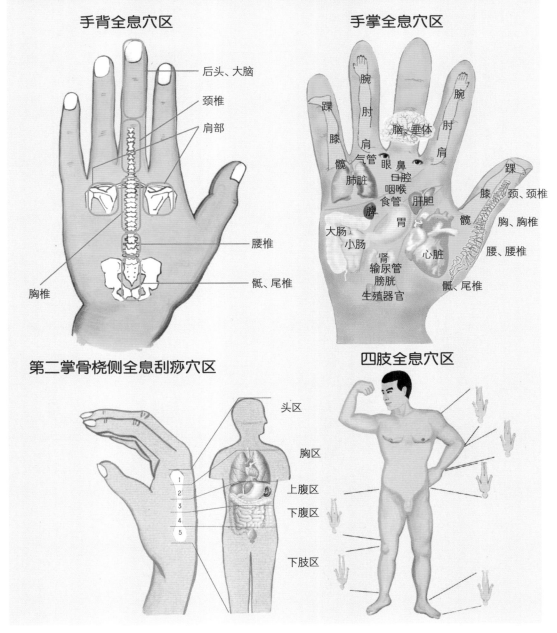

手背全息穴区

手掌全息穴区

第二掌骨桡侧全息刮痧穴区

四肢全息穴区

足部全息刮痧穴区

足底全息穴区

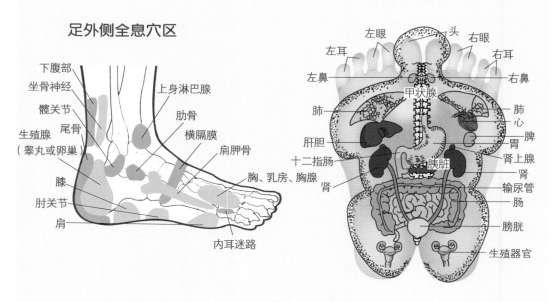

左眼　头　右眼
左耳　　　　右耳
左鼻　　　　右鼻
甲状腺
肺　　　　　肺
　　　　　　心
肝胆　　　　脾
十二指肠　　胃
　　　　　　肾上腺
肾　　胰脏　肾
　　　　　　输尿管
　　　　　　肠
　　　　　　膀胱
　　　　　　生殖器官

足外侧全息穴区

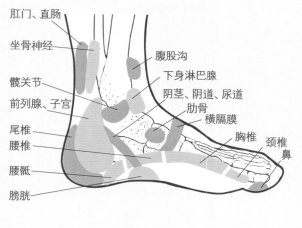

下腹部
坐骨神经
髋关节
生殖腺
（睾丸或卵巢）
尾骨
膝
肘关节
肩

上身淋巴腺
肋骨
横膈膜
肩胛骨
胸、乳房、胸腺
内耳迷路

足内侧全息穴区

肛门、直肠
坐骨神经
髋关节
前列腺、子宫
尾椎
腰椎
腰骶
膀胱

腹股沟
下身淋巴腺
阴茎、阴道、尿道
肋骨
横膈膜
胸椎
颈椎
鼻

足背全息穴区

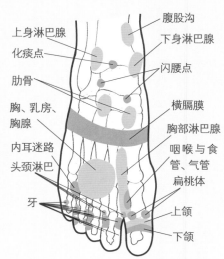

上身淋巴腺
化痰点
肋骨
胸、乳房、胸腺
内耳迷路
头颈淋巴
牙

腹股沟
下身淋巴腺
闪腰点
横膈膜
胸部淋巴腺
咽喉与食管、气管
扁桃体
上颌
下颌

耳部全息刮痧穴区

耳前全息穴区

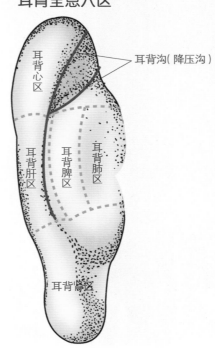

胰腺区
膀胱区
大肠区
小肠区
口区
肺区
心区
腭区

肾区
胆区
肝区
胃区
脾区

舌区
下颌区
内耳区

牙区
眼区
扁桃体区

耳背全息穴区

耳背心区
耳背沟(降压沟)
耳背肺区
耳背脾区
耳背肝区
耳背肾区

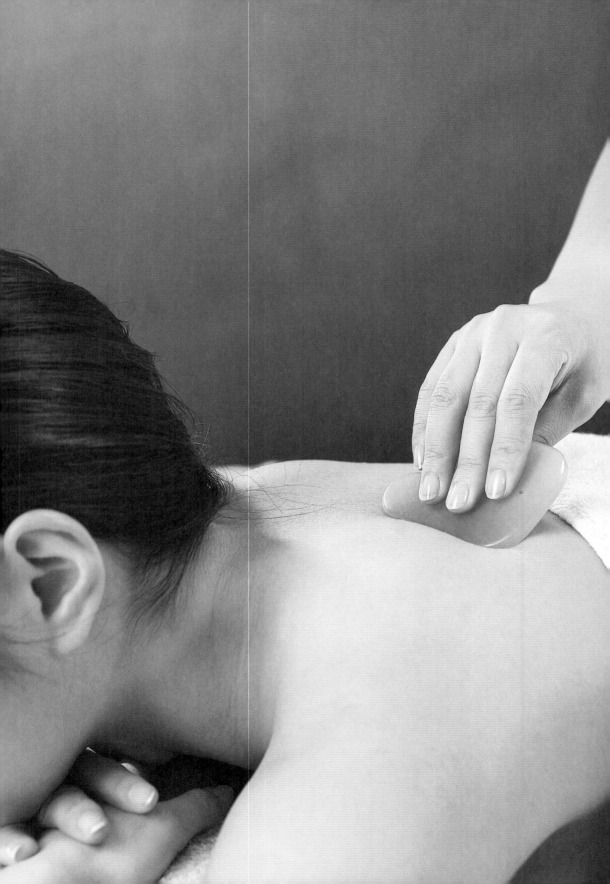

第一章

张秀勤
刮痧健康法

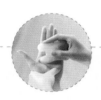

　　张秀勤教授术业专攻，破解刮痧之谜，探究刮痧精髓。经多年的临床实践和深入研究，汲取民间刮痧法的精华，将生物全息理论用于刮痧，推陈出新，创立了全息刮痧法。全息刮痧取穴灵活多样，效果显著。

　　张教授充分挖掘刮痧疗法的潜力，用中医理论指导刮痧，将民间刮痧法单纯的治病作用创新为刮痧诊断、治疗、预防保健、养颜美容四种作用，并总结出各自的理、法、方、术，拓宽了刮痧疗法的应用思路，使刮痧疗法面目一新，进一步丰富、完善了刮痧疗法。

　　张教授的刮痧健康法不是千人一方的简单刮拭，而是根据不同年龄、不同体质、不同症状所采取的精准刮痧术，不但极大地增强了刮痧的临床效果，更拓展了刮痧疗法的临床应用，全方位地服务大众健康！张秀勤刮痧健康法在全国各省市及中国香港、台湾地区广为传播，受益者无数，并走出国门，走进欧洲及世界各地，广受欢迎！

一刮就好，好在哪里

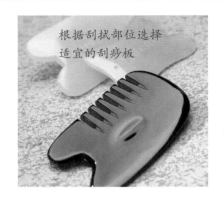

根据刮拭部位选择适宜的刮痧板

很多人体验过刮痧后，立刻感觉到从未有过的轻松、舒爽；更多人受益于刮痧为他们解除了病痛，刮痧立竿见影的效果有口皆碑。虽然至今在中医学院教程上还没有"刮痧学"这门课程，但是刮痧疗法却能从古流传至今，越加发扬。事实是最好的证明，千古流传只能说明一个真理：刮痧有效，刮痧好。

净化内环境，激发自调机能

刮痧好在哪里？好在简单刮拭就能快速改善症状，缓解病痛；好在无论有无病痛，刮刮都轻松；好在不吃药，不打针！

一刮就好，到底能为我们的身体解决哪些问题

第一，刮痧畅通气血津液，防百病。气血津液是身体的营养，气为血之帅，气行则血行，气机不畅，津停血滞，百病皆来。因此中医有"百病生于气"之说，刮痧后气血津液畅通，营养足，精力充沛，防百病。

第二，刮痧净化体内环境祛病痛。俗话说"流水不腐，户枢不蠹"，何况血液、津液？哪里有血液、津液瘀滞，便会化为浊气、浊血、痰湿之邪，瘀滞日久都会"郁而化热，热极化火生毒"，成为机体的致病因素。中医认为，瘀、热、毒，是促生多种疾病的重要原因。刮痧能活血化瘀、清热解毒、利湿化痰，毒去、热清，则病除，中医说"瘀血不去，新血不生"。刮痧净化体内环境，祛瘀生新，利于激发自身应对百病的能力，所以刮刮就有效。

第三，刮痧能激发机体的活力，延缓衰老。简单的刮拭是对皮脉肉筋骨的总动员，激发经络系统的活力，所以刮刮就舒服。经常刮痧，扶正祛邪，血液清洁，血管年轻，人就健康长寿，衰老慢。

第四，对于自调机能下降引起的各种疾病，刮痧对于激发机体的自调机能，恢复和保持阴阳平衡状态，均有显著效果。

第五，疾病的病因复杂多样，除基因病、严重的器质性疾病和刮痧的禁忌证外，通过刮痧能够排毒化瘀，调气血，通经络，进而达到减轻病痛，缓解症状的作用。每个人的体质不同，组织器官损伤的程度也各有差异，所以好转速度也各有快慢，但刮痧均能减轻病痛，促进机体康复。

整体双向调节，扶正祛邪

刮痧不是直接参与修复脏腑器官局部的损伤，不是人为地为机体增加某种营养，而是调动机体整体系统化、自动化的优化调节机能，促进机体的自我修复能力和康复能力！

刮痧的优越性是当每一次刮痧时刮痧板会自动发现并调节各经脉脏腑的虚实，比如：在血脉瘀滞的实证处会自然出痧，宣泄痧毒；在没有血脉瘀滞的虚证处则不会出痧，而起到激发经络气血活力的作用。又

刮拭足三里穴
需用面刮法

因为经络穴位对机体调节作用本身就具有双向性，（例如：当胃肠处于痉挛状态时，刮拭足三里穴可以缓解胃肠蠕动而解痉镇痛；而当便秘、腹胀时，同样刮拭足三里穴，却可以促进胃肠蠕动），对经穴施以刮拭刺激后，机体会根据身体当时气血失调的状态自动做出趋向康复方向的调整反应。只要刮拭方法正确，就能自动优化调节脏腑气血，扶正祛邪，恢复阴阳平衡。

刮拭脏腑体表投影区可以
调节改善面部皮肤问题，
养颜美容

边诊边治，私人定制的精准刮痧

　　如何使刮痧改善亚健康和治疗疾病效果显著？刮痧是中医技法，刮痧治病和中药治病一样，刮拭部位和刮痧手法是要根据病情不断调整变化的。不同的人患同一种疾病，刮拭同一组经穴，或者是同一个人，不同的时间刮拭同一组经穴都会有区别。因为，每个人原有的气血状态不相同，即使是同一个人，机体气血也会随治疗而变化，所以刮痧板下的感觉是不一样的。应根据变化的情况及时调整刮拭部位和刮痧手法，就像中医治病不可能一个药方吃到底，需要根据用药后的反应随时调整药味和剂量。

　　刮痧的优势正是既能诊断又能治疗，而且诊断和治疗同步进行。刮痧治疗的过程中体察刮痧板下的感觉，只要掌握了刮痧诊断的规律和刮拭方法，就能判断出是哪条经络气血失调，还能知道气血失调的寒热虚实性质。即使是不同的人患同一种疾病，刮痧后也很快就能辨清每个人的个体差异，发现病变的经络、脏腑，确定寒热虚实性质，即能针对他们的具体情况有针对性地选择刮痧治疗的重点经穴，确定刮痧的补泻手法。

　　看似简单的刮痧，当用中医理论指导刮痧时，每次刮痧细心感受刮痧板下的微小变化，即能发现当下脏腑气血失调的部位和性质，及时指导并调整刮痧重点，改变刮拭经穴和刮痧手法，实现私人定制的精准刮痧，所以能一刮就好。

身体健康的人也可经常采用补法刮拭足三里穴

👌 看痧象分虚实定病位

中医认为，气血是组成生命的基本物质，气血运行的状态决定人体的健康状况。气血运行正常不会出痧。刮拭出痧，说明机体气血运行有了异常变化。出痧的部位就是气血失调的部位，如果了解经脉分布的规律，很快就能知道病变的经脉、脏腑器官。每次刮痧可根据痧象变化选择刮痧的重点经脉和穴区。

痧象的颜色、疏密、形态反映了身体的气血运行变化的性质、程度。比如：痧色浅淡、痧象稀疏、出痧慢、痧位浅表、痧无光泽或有症状却不出痧为虚；痧色深、痧象密集、出痧快、深层痧、痧有光泽为实、为瘀；痧色鲜红为热；暗红无光泽为寒。同样的病症，刮拭出痧多而迅速，为气血瘀滞的实证，慢而少为气血不足的虚证。刮后肌肤温热舒适，提示经脉或组织器官正气恢复，气血通畅。每次刮痧能根据痧象变化分辨虚实性质，调整刮痧补泻手法。

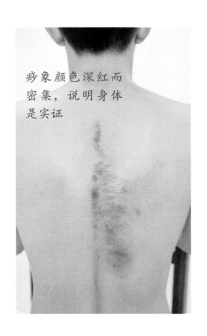

痧象颜色深红而密集，说明身体是实证

👌 刮痧板下分虚实知轻重

在经络气血失调的部位，刮痧时刮痧板下会有各种障碍阻力，皮肤会出现各种变化，比如，毛孔张开、皮肤增厚、刮痧板不平顺，皮下或肌肉组织间有类似沙砾、结节等，或条索状的障碍阻力。皮肤的温度，肌肉紧张僵硬或松弛痿软、疼痛等反应也可以帮助诊测病变部位和疾病的虚实性质。出现各种障碍阻力的部位即经脉脏腑气血失调的部位，各种反应的形态可以反映机体气血失调的性质、时间长短、程度轻重。

刮拭皮肤有涩感、皮下轻微疼痛、刮痧板下发现气泡样感觉、沙砾样改变的部位均是局部或经脉、脏腑器官气血轻度瘀滞、缺氧，轻度亚健康的表现。若出现结节提示局部或经脉、脏腑器官气血瘀滞，缺氧时间较长。

皮色红肿、热痛为热、为实；有结节、僵硬为实；松弛痿软、空虚为虚；皮色苍白、寒凉为寒；酸痛为虚；刺痛、胀痛为实。

刮痧测健康的详细方法及规律见《张秀勤刮痧快速诊测健康》一书。

刮痧时可以根据被刮拭者的感觉适当调节按压力的轻重

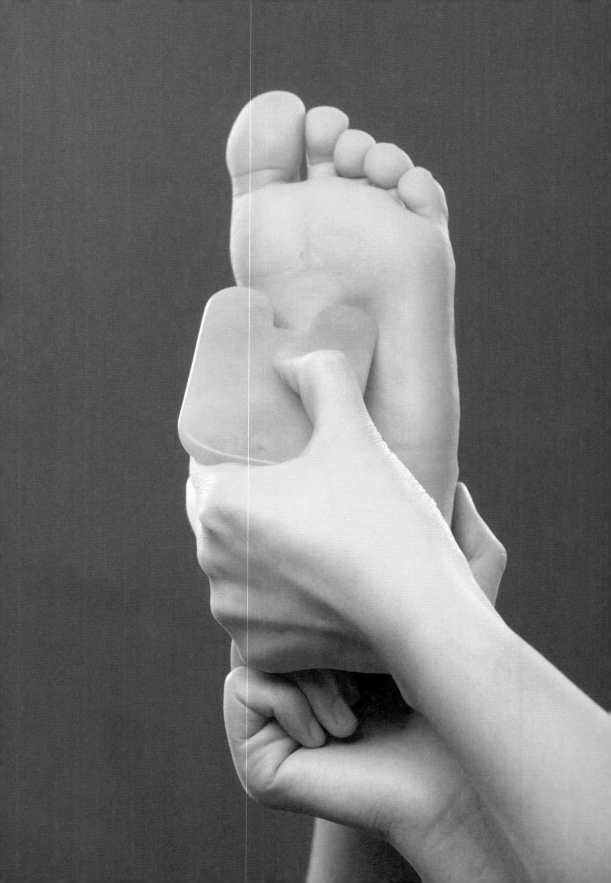

第二章

一刮就好的
奥秘

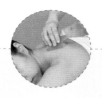

　　刮痧不用针、药，也不是针对细菌、病毒的对抗性治疗，为什么能一刮就好？这主要是因为人体自身就具备了治愈各种疾病的能力，刮痧只不过是激发和调动自身免疫力，并帮助人体用自身的潜能战胜疾病。

刮痧激发机体的自调机能

中医认为，人体本身就有一个"大药库"，能产生治疗各种病症的药物，这就是人体的经络系统。经络是运行全身气血，网络脏腑肢节，沟通人体内外环境的通路。《黄帝内经》把经络的功能归纳为行气血，营阴阳，决死生，处百病，调虚实。

经络系统是人体最高的综合调控系统，掌控着机体的自调机能，调节着气血的运行，调节着脏腑的各种功能活动。经络系统是人体最好的医生，能对各项生理活动进行自动化、优化调节和双向调节。

无论内环境偏寒、偏热，脏腑器官机能减退或亢进，刮拭刺激经络穴位时，只要刮痧方法正确，经络系统都会自动调节至阴阳平衡、气血调和的健康状态。比如：刮拭内关穴，既能治疗心动过缓，又能治疗心动过速；刮拭奇穴血压点、督脉百会穴，对血压低者可升血压，对血压高者又可降血压。

刮拭经络穴位对机体的各个系统、各个器官的功能几乎都能发挥这种多方面、多环节、多种途径的调整作用，因此可以使各种病症出现康复反应。这种调整作用对正常生理功能无干扰，因此正确刮痧治病无副作用，不会产生不良反应。

刮拭百会穴可以
不涂抹刮痧油

什么是自调机能

人体具有维护生命生存的能力和自然修复体内的损伤，复原健康的能力。这就是人体的自调机能。我们的身体是充满智慧的机体，人从出生就会吃东西，会呼吸，会排大小便。人体在紧张、运动量大时呼吸会加快，心跳会增速，休息时心跳和呼吸都会减慢。

人体内的自我调节，控制能力就是机体的自调机能。这种机能不受主观意识的控制，比如夏天气温高，皮肤毛孔张开，出汗多，冬天寒冷，毛孔收缩，出汗少而排尿多；吃了不干净的食物会呕吐、腹泻；有细菌、病毒侵袭人体时，会发热、白细胞增多，把细菌、病毒吞噬杀灭，自动祛除入侵者，同时会修复入侵者造成的损伤；体内组织器官出现损伤，机体会自动修复，破损的皮肤伤口会自动愈合，正是机体的自调机能维持着体内环境的恒定和清洁，保证各脏腑器官正常工作。健康人体的自调机能非常精准、微妙，胜过任何精密仪器。

刮刮皮肤为什么能治那么多病

皮肤有经络循行，

穴位是各脏腑器官的"开关"和"加油站"

中医的经络系统遍布全身，调控着全身脏腑器官的各项功能活动。经络系统是三维立体组织，内连脏腑，外络肢节。体表部位的皮肤和脏腑、四肢、五官、九窍都有一定的内在联系。体内各脏腑器官在体表都有相对应的敏感区域及敏感点，这就是身体表面的14条经脉，有确定的名称、固定的位置和直接归经的腧穴共361个。当我们气血不足，自调机能减弱或失调时，就会出现各种各样的疾病。经络穴位既是病变脏腑器官在体表的反应点，又是激发和增强机体自调机能的"开关"和"加油站"。刮痧疗法通过刺激体表经络穴位，施以一定的按压力，引起类似于"多米诺骨牌"效应的传导连锁反应，使相对应的脏腑器官发生良性调整，机体的自调机能恢复正常，所以能预防和治疗经络气血运行不畅，气机紊乱，阴阳偏盛、偏衰所导致的各种疾病。

皮肤与内脏血管神经相连

皮肤覆盖人体表面，有皮脂腺、汗腺，丰富的淋巴管、血管和神经末梢，是人体的外界屏障。皮肤的神经、血管是神经系统、循环系统的组成部分，皮肤内的体液、细胞液流淌着各种调节生理活动的激素、生物活性酶。根据现代医学皮肤—内脏神经反射形成原理，皮肤感觉器官与机体管理内脏器官活动的自主神经关系密切。

刮拭皮肤可改善微循环，增强皮肤的调节作用、自稳作用、代谢作用。刮痧刺激神经末梢，增强其传导功能，调节神经系统的兴奋与抑制反应，改善和增强内脏器官功能活动，所以能治疗多种疾病。

刮痧不但不会损伤血管细胞，还能增强血管的调节能力

一刮就好的原因

🦷 刮痧化瘀、净血、通脉

刮痧，顾名思义，即刮拭出痧。出这么一点点痧对机体却有着非常重要的作用。

刮出的红色痧斑来自血液。当血液中含有过多的代谢废物，血脂、血糖或其他的血液成分含量过高，血液黏稠度增加，会使血液流动的阻力加大，流速减慢，血管腔扩张、通透性紊乱。因为毛细血管管腔最细小，所以毛细血管最容易出现血脉瘀堵。而这里的血管壁最薄，血管壁本身就具有通透性，是营养物质和代谢产物进出的通道。因此，血脉瘀堵会使组织器官的细胞缺血、缺氧，功能下降。微循环障碍是发生众多病症的重要原因，也是引起疼痛的原因。中医有句名言："通则不痛，痛则不通。"现代医学研究发现中医所说的"不通"之处都存在微循环障碍。

微循环障碍部位的血液含有过量的代谢废物，血液不再纯净和清洁，中医称之为"浊血"。在血液流动缓慢的部位刮痧，这些浊血就会被挤压到血管之外，就是我们看到的痧。出痧后，毛细血管内的瘀滞瞬间缓解，血流恢复正常。痧的排出，促进了血液循环，新鲜的血液含有丰富的营养素和氧气，迅速改变局部经脉的缺氧状态，使病变器官组织细胞得到充足的氧气和营养素的供应，细胞活化。中医说"经络畅通，百病不生"。刮痧快速排浊血，活血化瘀、净血通脉，所以能治疗诸多由于血液循环不良引起的病症，快速缓解微循环障碍引起的各种不适症状。

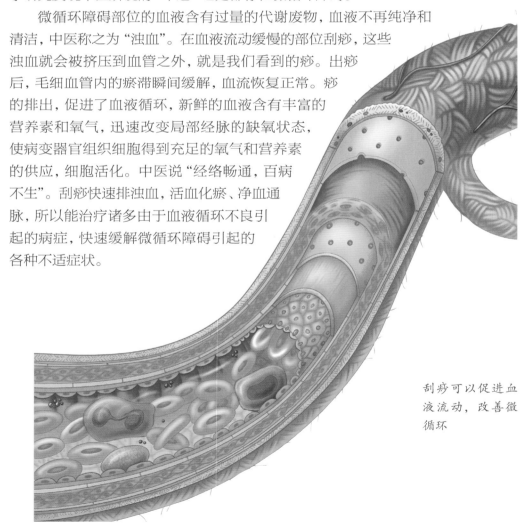

刮痧可以促进血液流动，改善微循环

刮痧会损伤血管吗

红色的痧痕来自血液，是不是刮痧损伤了血管呢？并非如此，正确的刮痧方法不会损伤血管。一般的血管壁有三层组织结构：血管外膜、内膜和血管壁中间的肌层。从皮肤向下的按压力不可能切断血管壁的三层组织。痧是从毛细血管渗出的。毛细血管壁为单层内皮细胞，细胞间隙本身就具有通透性。

在毛细血管微循环正常时，毛细血管的通透性正常，刮拭不会出痧，只会促进血液循环；在血流减缓，血液瘀滞，微循环障碍时，毛细血管的通透性紊乱，这时刮痧板适当的按压力就会将瘀滞的血液从毛细血管壁间隙挤压到血管壁以外，这就是出痧的过程。

当刮拭停止，微循环障碍解除，毛细血管的通透性恢复正常，血管本身的弹性作用使其瞬间收缩，出"痧"会立即自动停止。而如果刮痧真的损伤了血管，当刮痧停止后受损的血管是会继续出血的。可见刮痧并没有损伤血管，而是改善了微循环，促进了血液、淋巴液和组织间液的循环。

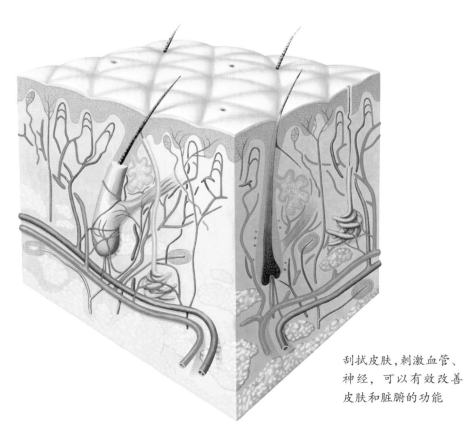

刮拭皮肤，刺激血管、神经，可以有效改善皮肤和脏腑的功能

刮痧清热解毒，净化体内环境

刮痧后会使局部毛孔张开，就好像在皮肤上开了一扇扇小窗户，打开排毒的另一通道，加速体内的热邪、各种内毒素排出体外，净化体内环境。

刮痧能清热解毒祛火

人体生命的正能量维持恒定的体温，中医称之为阴阳平衡。保持恒定的体温是维持新陈代谢和正常生命活动的重要条件。当出现阳盛阴衰的时候就是中医说的"上火"了。上火往往是感受外邪，或人体机能活动亢进的结果。如情绪波动，压力过大，中暑，嗜烟酒以及过食葱、姜、蒜、辣椒等辛辣之品，贪食羊肉等性温肥腻之品和中毒、缺少睡眠等都会造成"上火"，上火时体内热量过多。从西医来看，上火的种种表现往往是局部有炎症的反应。

刮痧针对不同的上火症状，确定火邪所在的经络、脏腑器官，刮拭相关经络穴位，打开汗孔，排出痧毒，宣泄体内的热邪，通过出汗、通利大小便，给热邪以出路，来调理阴阳气血，可以很快清热解毒。

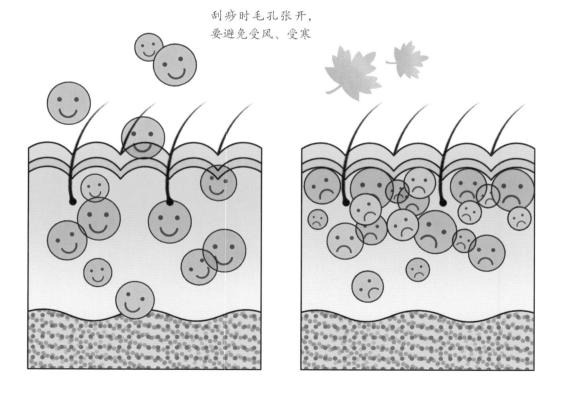

刮痧时毛孔张开，
要避免受风、受寒

刮痧为体内"浊气"打开一扇扇小窗

现代人都知道体内毒素的危害，非常重视排毒。可是很多人只知道血液中有毒素，并不知道还有"浊气""浊水"也在污染体内环境。平时出汗人们能闻到汗臭，以及脚臭、腋臭、口臭等都是体内代谢过程中产生的"浊气"。在这些气体散发出去之前，全都积聚在体内，污染体内环境，阻碍机体自调机能的正常运转。

皮肤本身就有新陈代谢排毒的作用，毛孔就是一扇扇排浊气、泄浊水的小窗。刮痧对皮肤的良性刺激可以促进皮肤组织的新陈代谢，增强排毒功能。当刮痧时毛孔张开，就像打开了体表皮肤的一扇扇小窗，使体内的"浊气"很快释放出来。刮痧时体内排出的异味越明显，提示体内浊气越多，自然能够加速释放浊气，快速排毒，净化体内环境，治疗浊气引起的病症。

刮痧也能除"浊水"

中医将进入体内的饮食所化生的正常液体成分，除血液之外统称为"津液"。比如，胃液、肠液、涕、泪、关节腔内的液体、淋巴液以及各种细胞内、外液体等。津液代谢失常会生成水湿、痰浊，统称为"浊水"。浊水同样会污染体内环境，阻碍气机运行，使脏腑功能失调。

刮痧后毛孔张开，不仅能排浊气，还可以宣泄体内浊水。常见到有的人刮痧之后，被刮拭部位皮肤迅速增高、变厚，就是典型的体内排出"浊水"的反应。使皮肤增厚的无色液体来自渗出的淋巴液和组织液。在有淋巴液循环障碍的部位，皮肤便迅速增厚，称为无色的"痧"。这些无色的痧就是身体里的"浊水"。皮肤在刮痧过程中从毛孔散发出的水汽及皮肤迅速增厚、变硬的过程是排除浊水的过程，可以治疗因湿气过盛引起的病症。皮肤增厚的速度和程度与体内"浊水"的多少有关。

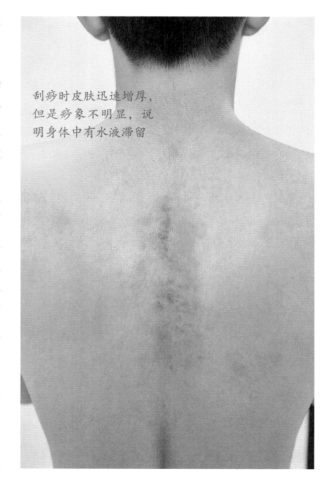

刮痧时皮肤迅速增厚，但是痧象不明显，说明身体中有水液滞留

刮痧松解筋肉粘连，修复损伤

刮痧可以修复组织损伤。中医认为，病变骨关节处的组织损伤与外伤及风寒湿邪引起的血液瘀滞或局部气血不足有关。骨关节处会有周围软组织水肿、充血、粘连，及关节周围肌张力增加，脊椎两侧肌张力不平衡，常常导致骨关节疼痛、运动障碍。治疗骨关节疾病，中医主张活血化瘀，舒筋通络，祛风散寒，减缓炎症反应。刮痧可以迅速活血化瘀，疏通经脉，祛风散寒，减缓炎症反应。经常刮痧可以改善局部微循环，减轻局部炎症反应，松解粘连，改善筋肉紧张僵硬，对改善骨关节疼痛和运动障碍有显著效果。

刮痧整体调节，一刮多效

刮痧治病遵循中医的法则，并不直接插手病变局部，而是重在整体调节。全息刮痧法是刮拭各局部器官，如头、面、耳、手、足、躯干与各脏腑器官对应的全息穴区诊测健康，治疗疾病。这些全息穴区与同名脏腑器官，荣则俱荣，枯则俱枯。无论局部器官是何种性质的病变，刺激这些全息穴区通过神经—体液的调节反应，都可以促进康复反应。

经络系统对人体有整体性的调节作用。经络与脏腑相连，以五脏为首的五脏系统包括了全身各部位的组织器官。刮拭刺激经络穴位，从调节经络气血入手，在经络系统的自动调节中可以实现异病同治，往往有一刮多效的结果。比如，不同的女性，无论是痛经，还是卵巢囊肿，甚至女性不孕症，如果中医辨证同属于下焦寒凝血瘀证，采取同样的刮痧部位和方法，这些病症都会得到好转。又如，刮痧治疗肩周炎，要疏通肩部循行的经脉，这其中有大肠经、小肠经和胆经。而这些经脉分别与大肠、小肠、胆囊相连。因为经络系统的自我调节作用，很多人惊奇地发现刮痧治疗肩周炎好转后，原来多年的便秘、消化不良等症状也有了好转。

很多人原来只为治疗一种病症来刮痧，结果发现刮痧后其他病症也明显减轻，有的甚至不治自愈了。这并不奇怪，因为刮痧疏通了经络，祛除了致病因素，改变了偏颇的内环境，受益的不仅是原来想治疗的器官，同处于相同环境下，与之相连经脉的脏腑系统都是受益者。良好的环境激活了脏腑系统的自我调节功能，这就是中医刮痧的优势，一刮多效。

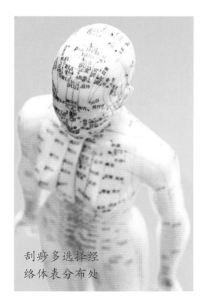

刮痧多选择经络体表分布处

一刮就好，疗效有快慢

一刮就好并不是说所有的病症刮痧效果都立竿见影。中医认为，疾病痊愈的速度取决于致病的因素强弱和机体正气的虚实。人体疾病发生、发展的过程就是机体正气与体内、体外的邪气即致病因素斗争的过程。当人体正气充足能积极抗邪时，尽管致病因素猖狂也能尽快痊愈；而正气不足无力抗邪时，需要先扶助正气。增强抗邪的力量是一个较慢的过程。虚实病证的分辨从整体上有规律可循：从发病时间上分，新病、初病或病程短者多见实证；旧病、久病或病程长者多见虚证；从病因病位上分，外感多属实证，脏腑病症多见虚实夹杂证；从年龄上分，年轻体壮者多见实证，年老体弱者多见虚证。

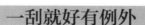

刮痧治疗中不可过度刮拭

一刮就好指刮痧遵从疾病康复的规律，无论是邪气较盛还是正气不足，刮痧都可使疾病向痊愈的方向发展。一般的规律是，实证刮痧好得快，虚证刮痧好得慢。

一刮就好有例外

刮痧对血管神经功能失调的疾病、外感病效果非常好。但是遗传病、器质性疾病不能一刮就好。当遗传基因发生改变而引起遗传病、基因病，以及多种原因引起组织器官出现永久性损害时，刮痧治疗只能缓解症状，起辅助治疗作用。因为刮痧疗法是通过皮肤界面对人体进行宏观系统调控，恢复人体自调机能而防病治病，因此当组织器官出现永久性损害时只能起到缓解症状的辅助治疗作用。

遗传病：由于遗传物质的改变，基因异常所导致的疾病。如唇裂、无脑儿、先心病、先天愚型、多指（趾）、先天性聋哑、癫痫、白化病、血友病、色盲等。

器质性疾病：器质性疾病是指机体某一器官或某一组织系统因疾病使器官、组织结构发生了病理性改变，功能减退或丧失，造成该器官或组织系统永久性损害。一般致病的有害因素伤及机体先引起功能性改变，造成支配器官的神经系统失调，组织结构不发生改变，病情轻微。当有害因素的作用时间超过一定限度或功能性改变发展到一定程度时，则出现器质性病变。器质性变化病情严重，病程迁延，不易治愈。例如，单纯性高血压，初期血压升高时，心、脑、肾均未受累及，此时为功能性的；但如未经治疗或虽经治疗仍控制不好，血压持续升高，并造成心、脑、肾等器官的实质性损害，那么，此时的高血压便转化成"器质性"病变了。冠心病可因心肌缺血、缺氧、梗死对心脏造成实质性损害。

实证刮痧 "速通减负" 好得快

中医的实证是由邪气过盛所表现的症候。《素问·通评虚实论》说："邪气盛则实，精气夺则虚。"实证是指邪气过盛，但正气尚未衰，正邪相争剧烈的症候。邪气指人体内、外的各种致病因素，包括各种代谢废物、病理产物(中医称为痰、饮、水、湿)、瘀血、浊气以及入侵人体的风寒湿邪、细菌病毒等。这些"浊血""浊气""浊水"停留体内，阻塞经络气血的运行，成为身体的负担，就好像身体里背负了多余的包袱。刮痧迅速出痧，毛孔张开，疏通经络，能以最快的速度宣泄体内的各种病理产物，有清热、解毒、泻火、通便、利尿、祛痰、行气、活血化瘀的作用，把身体里的废物通过不同的渠道排出去，为身体减负"卸包袱"。所以对实证疗效迅速，好得快。

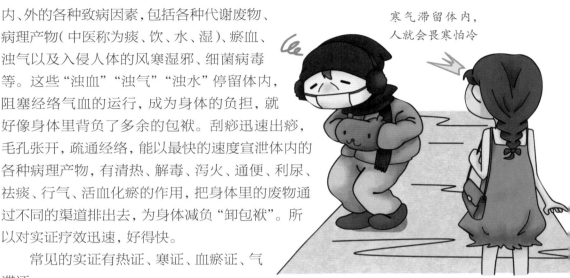

寒气滞留体内，人就会畏寒怕冷

常见的实证有热证、寒证、血瘀证、气滞证。

实证的病因和症状特点

热证	○机体脏腑机能旺盛或亢进，导致产热过盛，或热邪偏盛、饮食积滞、湿热郁结 ○热证表现有面红目赤、口渴喜冷饮、口干口臭、高热汗出、声高气粗、腹部胀满、嗳气呃逆、矢气酸臭、大便干燥、大便酸臭、小便涩黄、烦躁不安等等。湿热郁结多汗且黏，易生痤疮，口黏苔腻，胸闷痰多，腹部肥满，身重困倦，大便黏滞不爽或燥结，小便短黄，阴囊潮湿，带下增多
寒证	○寒邪侵袭人体，痹阻经脉，或体内阴寒过盛所表现的征候 ○寒证表现恶寒、发热、头痛、身痛、无汗、关节疼痛、脘腹冷痛、手足发凉、怕冷、面色青白
血瘀证	○气滞血行不畅，或因寒而血脉凝滞，或因热而血液浓缩壅聚，或气虚推动无力，血行缓慢等，导致瘀血内阻 ○血瘀证表现为疼痛如针刺，疼痛固定、拒按，夜间加重。体表肿块青紫，腹内肿块坚硬而推之不移。经血紫暗或夹有血块，大便色黑如柏油状。面色黧黑，色斑，唇甲青紫，眼下紫斑，肌肤甲错，腹部青筋显露，皮肤出现丝状红缕。妇女经闭，或为崩漏。舌质紫暗、有瘀斑，舌下脉络曲张
气滞证	○情志不舒，饮食失调，感受外邪致气机阻滞、运行不畅 ○气滞证表现为面色青暗，易长斑痘，神情抑郁，情志脆弱或急躁易怒。胸胁、脘腹等部位闷胀、胀痛、窜痛、攻痛，时轻时重，或部位移动，常随嗳气、矢气而减轻，多因情志变化而加重或减轻

下列人容易患实证

· 吃多动少，亚健康缠身

现代人工作压力大，休息时大多待在家里，很少运动，因此四肢活动得较少，而食欲旺盛吃得多，使体内代谢废物积聚，经络气血失调，出现以下亚健康症状：疲乏无力、精力减退、心悸气短、失眠健忘、头痛、眼睛干涩、乳房胀痛、食欲缺乏、腹胀便秘、记忆力减退、反复感冒、腰膝酸软、面生痤疮等，此多为邪气盛引起的实证。此时脏腑器官并没有明显的病变，只是代谢废物积聚使机体调节功能出现问题，刮痧可以排出体内的代谢废物，为身体减负，从而改善各种亚健康症状。

· 有血脉瘀滞的心脑血管病、"三高"症

平素体健精力充沛，却不知不觉患上高脂血症、高血压、糖尿病等心脑血管疾病，当出现面色红暗、胸闷，甚至胸前刺痛，烦躁易怒，两胁胀满，大便秘，小便黄，舌质紫暗或见瘀点的症状时多为血脉瘀滞的实证。刮刮痧，经常化瘀净血通脉，改善微循环，对于"三高"症和心脑血管病的潜在人群可以提前进行治疗。已确诊的心脑血管病，刮痧也可以改善症状，减慢疾病的进程。

· 压力大，焦虑烦躁，经常上火

工作紧张、压力大，为生活琐事、人际关系苦恼，休息不好的人群经常会出现心烦焦虑，烦躁易怒，目赤，口咽干燥，口苦，口舌生疮，咽喉肿痛，小便短赤，大便秘结，颧红燥热，痤疮，多发疖肿以及各种慢性炎症，也就是俗话说的"上火了"。这些上火表现多为热邪炽盛的实证。刮拭出痧或毛孔张开可以调畅气机，清热泻火，打开身体的各种排毒通路，将火热之邪以最快的速度排出去，可以有效地改善各种上火的症状。

· 颈肩腰腿疼痛，苦不堪言

现代人久居空调房，贪凉饮冷，女性不注意腿部及腰部的保暖，爱穿超短裙和露脐装等不良生活习惯，易使风寒湿邪入侵人体，加之长期保持不良姿势，最易阻滞颈肩腰腿的经脉。其中气血瘀滞的实证最适合刮痧。刮痧最善于疏通经脉，快速出痧化瘀镇痛。刮痧还可舒筋活络，松解粘连，调整肌肉张力，快速缓解疼痛，经常刮痧可以预防骨关节疾病。

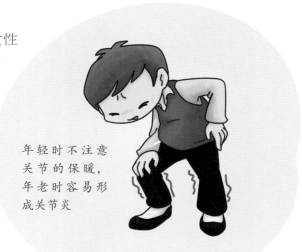

年轻时不注意关节的保暖，年老时容易形成关节炎

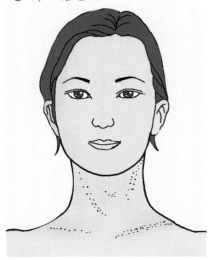

气血不足的人容易面色苍白，口唇色淡

虚证气血不足好得慢

中医的虚证指人体正气不足，脏腑功能衰退所表现的症候，与实证相对而言。若从正邪双方力量对比来看，虚证虽是正气不足，而邪气也不盛。如面色不华、精神疲惫、气短声低、自汗盗汗、头晕眼花、心悸失眠、饮食减少等。气血是正气之源，而气血的生长需要过程，人们常说"饭要一口一口吃"，将食物中的营养生成气血的过程是漫长的，气血的增长需要时间。任何病症出现虚证，要激发气血生长，恢复正气，治疗是不能操之过急迅速见效的。因此，刮痧治疗虚证，疾病好转的速度较慢。虚证的症状表现又有气虚证、阳虚证、血虚证、阴虚证之分。

虚证的病因和症状特点

气虚证	○元气不足，脾胃虚弱致各脏器组织的机能减退 ○气短，乏力，自汗，肌肤松软。多面色苍白或萎黄而欠光泽，口唇色淡。常面露倦容，精神不振，活动劳累后诸征加重
阳虚证	○脏腑功能减弱，体内产热不足，内环境偏寒 ○畏寒喜暖，手足不温，喜热饮食，面色苍白，口唇色淡，食欲不振，大便稀薄，小便清长
血虚证	○脾胃虚弱，生化乏源；或各种急慢性失血；或思虑过度，暗耗阴血 ○面色苍白而没有光泽，嘴唇、指甲色淡，面露倦容，头晕眼花，心悸，失眠多梦、健忘，手足麻木，妇女月经量少色淡或经期推迟，甚或经闭
阴虚证	○阴液亏少，不能滋润、濡养各脏腑器官，出现阴液不足、阴阳失衡的虚热症候 ○口燥咽干，皮肤干燥，两目干涩，五心烦热，心悸失眠，盗汗，大便干燥，午后潮热、颧红

血虚是贫血吗?

血虚与贫血不是一个概念。

贫血为西医诊断。贫血是指单位容积血液内红细胞数和血红蛋白含量低于正常。成人血红蛋白量男性低于 12 克 /100 毫升，女性低于 11 克 /100 毫升，红细胞数男性低于 400 万 / 立方毫米，女性低于 350 万 / 立方毫米即为贫血。

血虚为中医诊断。血虚不专指血液的数量减少，凡血量不足或血质下降或血液功能失常，不能运送到全身各处濡养脏腑均为血虚。

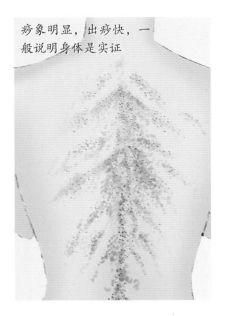

痧象明显，出痧快，一般说明身体是实证

虚实夹杂证快慢有别

人的机体是复杂的，在疾病的进程中正气会在斗争中耗损，邪气也会减弱，或出现正气不足与邪气过盛，邪正相争，邪盛和正衰同时并见的状况，这两种情况均会演变成虚中有实、实中有虚的症候，中医叫作虚实夹杂证或虚实兼有证。这些人既有上述正气不足的虚弱症状，又有各种邪气在体内作祟的实证表现。刮痧治疗这类病证，无论是以虚为主的虚中挟实证，还是以实为主的实中挟虚证，痊愈的速度依然是实证症状快、虚证症状慢。因此，具体病例中会出现其中实证症状疗效迅速，虚证症状好转速度较慢的现象。

虚实兼有的病因和症状特点

先天体质较弱，现在更多的是不良的生活方式导致机体自我调节能力减弱，正气日虚，不能抗邪，致使外邪或内生的病理产物日益增多。也有很多是患病日久，正气耗损，邪气日盛或邪气也逐渐减弱的复杂症候。

对于虚实夹杂证来说，每个人虚实的原因和程度不同，症状复杂多变。比如，体寒的阳虚证，脏腑功能减弱，气血不足，容易产生湿气和血脉瘀滞，会转为阳虚夹瘀夹湿的虚实兼有证。又如，血瘀证、湿热证，在发展过程中，也极易出现心悸气短，既怕冷又怕热的阴阳两虚的症状。再如，有些人食欲旺盛，有口臭、口苦、腹胀、便秘的实证表现，却又有失眠多梦的虚证表现。还有些人上热下寒、喜食冷饮又小腹寒凉等。如此既有脏腑功能减弱的气血不足症状，又有致病因素猖狂引起的身体不适症状，但均为虚实夹杂证的表现。

便秘可能有实证、虚证、虚实兼有证之分，需先辨清再对证刮痧

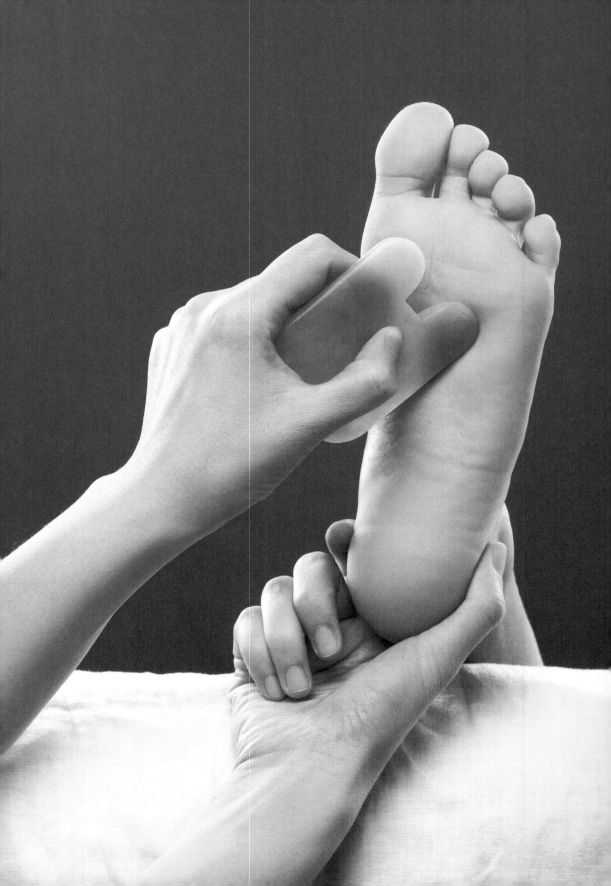

第三章

一刮就好的
刮痧方法

刮痧操作正确与否直接影响刮痧的效果。一刮就好需要掌握正确的刮痧方法。专业的刮痧操作要领是掌控好刮拭的按压力、刮拭速度、刮拭的长度和面积以及刮拭时间。刮痧板与皮肤接触的面积角度不同，形成了多种刮痧方法，决定了对经穴刺激的强度、面积大小及不同的作用。只有掌握了刮痧操作要领和正确的刮痧方法，才能针对不同症候对身体各部位经络穴位和全息穴区施以有效刺激，发挥精准的治疗作用，一刮就好。

刮痧器具与刮痧方法

扫二维码看视频

刮痧器具

多年临床实践证明，全息经络刮痧板的边角形态与人体各部位的解剖形态完美契合，不但使刮拭刺激到位，还有助于增强刮痧的舒适感，是深受欢迎的最佳刮痧用具，宜配合使用具备一定药理作用的专业刮痧润滑剂。

刮痧板

全息经络刮痧板

全息经络刮痧板呈长方形，边缘光滑、四角钝圆。其两长边可刮拭身体平坦部位的全息穴区和经络穴位，一侧短边为对称的两个半圆角，其两角部除适用于人体凹陷部位刮拭外，更适合做脊椎部位及头部全息穴位的刮拭。刮痧板的上端中心部位还设有小孔，可以穿入线绳，便于携带，以免跌落损坏。全息经络刮痧板一般为玉石制品。玉石性味甘平，入肺经，润心肺，清肺热，有滋阴清热、养神宁志、健身祛病的作用。

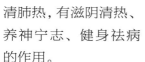

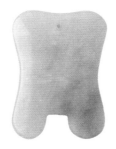

多功能全息经络刮痧板梳

在原有水牛角全息经络刮痧板形状的基础上，将一个长边设计加工成粗厚的梳齿状，便于疏理头部的经穴，既能使用一定的按压力，又不伤及头部皮肤，也不会产生静电。其余部位使用方法与玉石刮痧板相同。多功能全息经络刮痧板梳既适合躯干和四肢刮痧，又适合头部刮痧。选用水牛角作刮痧器具，是因为水牛角质地坚韧，光滑耐用，具有发散行气、清热解毒、活血化瘀的作用。

美容刮痧玉板

面部美容刮痧玉板边角的弯曲弧度是根据面部不同部位的解剖形态设计的，短弧边适合刮拭额头，长弧边适合刮拭面颊，两角部适合刮拭下颌、鼻梁及眼周穴位。

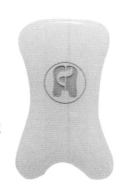

全息刮痧专用小板

精巧的玉石小板边角适合刮拭手部第2、第3掌骨，可以通过刮拭掌骨缝之间，对脏腑脊椎三维精准定位诊断和调理。

润滑剂

• 美容刮痧乳

　　面部刮痧时应用美容刮痧乳。因为刮痧油是液体的，涂于面部时，很容易流到眼睛、口、鼻、脖颈处。美容刮痧乳为含有中草药成分的软膏剂型，润滑性好，其中的中药成分药性平和，有活血化瘀、改善面部微循环、滋养皮肤的功效，对皮肤无刺激性，无副作用。

• 刮痧油

　　刮痧油选用具有清热解毒、活血化瘀、消炎镇痛作用，而没有毒副作用的中草药及渗透性强、润滑性好的植物油加工而成。中药的治疗作用有助于通络镇痛，活血化瘀。植物油有滋润保护皮肤的作用。刮痧时涂以刮痧油不但能减轻疼痛，加速病邪外排，还可保护皮肤，预防感染，使刮痧安全、有效。

• 毛巾或清洁的纸巾

　　用于刮拭过程中和刮拭后的擦拭。要选用清洁卫生、柔软，对皮肤无刺激、无伤害的棉质毛巾或纸巾。

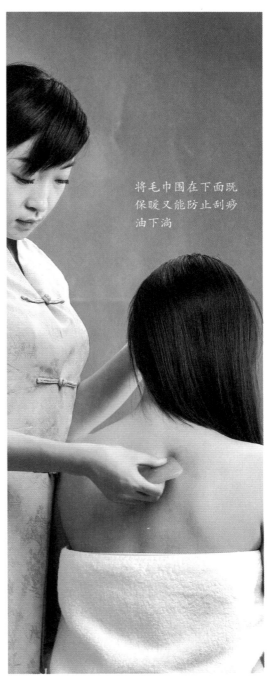

将毛巾围在下面既保暖又能防止刮痧油下淌

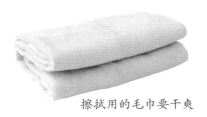

擦拭用的毛巾要干爽

十大刮痧方法

· 正确的握板方法

正确的握板方法是把刮痧板的长边横靠在手掌心，大拇指和其他四个手指分别握住刮痧板的两面，刮痧时用手掌心的部位向下按压。单方向刮拭，不要来回刮。

刮痧板与皮肤表面的夹角一般为30°~60°。身体平坦部位和凹陷部位的刮拭手法不同，握板的方法也有所区别。但是无论什么手法，手指末端离刮痧板接触皮肤的部位越近，刮拭越省力，效果越好。

· 面刮法

面刮法也称边刮法，是刮痧最常用、最基本的刮拭方法。将刮痧板的一半长边或整个长边接触皮肤，刮痧板向刮拭的方向倾斜30°~60°（45°最常用），自上而下或从内到外均匀地向同一方向直线刮拭，不要来回刮。适用于躯干、四肢等平坦部位。

向刮拭方向倾斜

· 拍打法

将五指和手掌屈成弧状拍打，拍打手法多用于肘窝和膝窝的经穴，躯干部位和颈部禁用。拍打之前一定要在拍打部位先涂刮痧油。

空掌拍

· 角刮法

自上而下刮拭

单角刮法：用刮痧板一角朝刮拭方向倾斜45°，在穴位处自上而下刮拭。用于凹陷部位或需加强刺激部位，如肩贞、膻中、风池等。

双角刮法：以刮痧板凹槽部位对准脊椎正中间，双角放在脊椎棘突和两侧横突之间部位，向下倾斜45°，自上而下刮拭。常用于同时刮拭脊椎两侧的部位。

凹槽对准脊椎正中间

· 点按法

将刮痧板角部与穴位呈90°垂直，向下按压，由轻到重，逐渐加力，片刻后迅速抬起，使肌肉复原，多次重复，手法连贯。适用于人中、膝眼等穴位。

由轻到重

· 厉刮法

将刮痧板角部与穴区成90°垂直，刮痧板始终不离皮肤，并施以一定的压力做短距离（2~3厘米）前后或左右摩擦刮拭。适用于头部全息穴区。

垂直施压，前后摩擦

• 按揉法

平面按揉法：用刮痧板角部的平面以小于15°角按压在穴位上，做柔和、缓慢的旋转运动。适用于合谷、足三里、内关以及手足全息穴区和其他疼痛敏感点。

角度小于15°

垂直施力

垂直按揉法：将刮痧板的边缘以90°按压在穴区上，柔和、缓慢地向下施压。适用于骨缝部的穴位，需要加强刺激的穴位和第2掌骨桡侧全息穴区。

• 疏理经气法

沿经脉的循行部位，用刮痧板长边自上而下或自下而上循经刮拭。适用于分段刮拭结束或保健刮痧时对经络进行整体疏理，放松肌肉，消除疲劳。

循经刮拭

• 平刮法

操作方法与面刮法相似，只是刮痧板向刮拭方向倾斜的角度小于15°，刮拭速度缓慢。平刮法可以减轻疼痛，适合刮拭身体较敏感部位，如面部、胸胁部、脏腑器官体表投影区等。

用力和缓

• 揉刮法

以刮痧板平面及整个长边接触皮肤，均匀、缓慢、柔和地做弧形旋转刮拭，即边刮边揉。揉刮法可以减轻疼痛、散筋结，多用于刮拭平坦的背部或疼痛敏感点，以及柔软的腹部。

弧形旋转刮拭

• 推刮法

以刮痧板整个长边接触皮肤，刮痧板向刮拭的方向倾斜，角度要小于45°（面部刮痧时要小于15°），自上而下或从内向外均匀地向同一方向缓慢直线刮拭，推刮法比平刮法按压力要大，刮拭速度要慢，每次刮拭距离要短。

沿骨骼方向刮拭

一刮就好的刮痧技巧

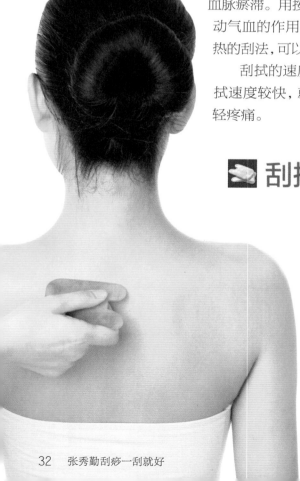 刮拭按压力——一刮就好的关键

刮痧最忌讳没有按压力。如果没有按压力，只轻轻摩擦皮肤，则既不能扶正也不能祛邪。刮痧时，刮痧板向下按压力小，作用部位浅；按压力大，作用部位深。刮痧时首先要了解病位深浅，应该根据不同病症、病位的区别，将刮痧的压力分别渗透至皮下、肌肉、筋骨等部位。只有力达病位才能发挥治疗效果。

刮拭速度——决定补泻效果和舒适度

刮拭速度有快慢之分，一般与心率相符，60~80次/分钟，低于60次/分钟为慢，高于80次/分钟为快。刮拭速度较快，可以快速激发、推动血脉运行，但作用力不容易达到深部组织；刮拭速度较慢，则推动气血运行速度较慢，但是作用的部位容易渗透至深部组织，有利于宣泄体内的热毒，化解血脉瘀滞。用按压力小、速度快的方法刮拭，能起到快速调动气血的作用。对体质偏寒、皮肤温度低者，这种摩擦生热的刮法，可以快速促进血液循环，增加热量，有补益效果。

刮拭的速度还决定刮痧的舒适度。如果按压力大，刮拭速度较快，就会产生疼痛，减慢刮拭速度，可以明显减轻疼痛。

刮拭长度和面积——分寸之间有讲究

刮痧的长度取决于病症和体质，还有刮痧的目的。身体面积小的部位，比如手背、手指，每次刮拭的长度要短。在做化瘀散结治疗时可以毫米或厘米为度。背部、腹部、四肢等平坦部位一般每次刮拭10~15厘米。总的原则是刮拭的范围要大于病变的范围。

在背部等较大面积适宜
使用面刮法

刮拭时间与刮拭间隔——因人而异

每次总体刮痧治疗时间：应控制在 20~30 分钟，体弱者还应适当缩短时间。刮拭时间长短应视具体情况而异：体质强壮者或刮拭速度慢时，刮拭时间可适当延长；反之，体弱者或刮拭速度快时则适当缩短些。

每个局部刮痧时间：可以刮拭 20~30 下。更准确的判断方法是刮至出痧或毛孔微开即可，体质强壮者刮至没有新的痧出现为止，体质弱者浅痧即止。

刮痧治疗间隔也要根据被刮拭者的体质、刮痧后的恢复情况而定，同一部位待局部皮肤痧象完全消退，疲劳和触痛感消失再进行第二次刮拭。痧的消退一般需要 5~7 天，快者 2~3 天，慢者则需要 2 周左右。

刮至皮肤微红，毛孔微微张开为度

快速通脉散结有技巧

因各种原因引起的经脉气血瘀滞是气血失调，导致亚健康或疾病的重要原因。在经脉阻滞日久的部位，刮痧时会发现刮痧板下不平顺，有大小不一、软硬不同的结节。能否通过刮痧疏散结节是决定刮痧疗效的关键。对于结节，不能生硬地使用蛮力刮拭。软坚散结刮痧法是通脉散结的有效刮法，既可以减轻刮拭的疼痛，又有利于快速消结。具体刮痧方法是：先分别从四周向结节中心部位推送气血津液，以软化结节。根据结节的大小确定刮痧板接触皮肤的部位，角度小于 15°。刮痧板大面积接触皮肤，连续做缓慢均匀、柔和的弧形旋转移动刮拭。刮痧板向前推进的按压力大于回旋的按压力。根据结节的深浅部位，决定刮痧板的按压力大小。深部结节应从三分力开始，逐渐过渡到五分力、七分力。在逐层加力的同时，间断配合推刮法、揉刮法刮拭结节处。推、揉、刮交替进行，逐层推送气血津液，使结节逐渐软化、消散。

两种刮痧方法

刮痧防病治病有两种方法，一种是涂刮痧油刮拭法，另一种是不涂刮痧油刮拭法。

涂刮痧油刮拭法

清洁皮肤后，在相应部位涂适量刮痧油，直接在皮肤上刮拭，一般会有毛孔张开、皮肤出痧的现象。这种方法适用于疾病的治疗,有快速活血化瘀,清热解毒,疏通经脉,缓解症状的作用。同一部位用涂刮痧油法刮拭要有间隔期,需等到痧消退后才能进行二次刮痧。

本书介绍的刮痧操作,无特别说明均是涂刮痧油刮拭法。

不涂刮痧油刮拭法

不涂刮痧油,直接在皮肤上或隔衣刮拭。刮拭时间短,刮至局部潮红或有热感即可,有促进、激发经气运行,畅通血脉的作用。适合病情轻者以及保健刮痧。头部、手掌、足底等部位可直接在皮肤上刮拭,其他部位可隔衣刮拭。这种刮法可以天天刮拭,无时间要求和间隔之说。

隔衣刮拭可以天天进行

刮拭顺序和方向

• 刮拭顺序

先上后下,先背腰后胸腹,先躯干后四肢,先阳经后阴经。为减少穿脱衣服的次数,也可以先刮暴露部位,再刮躯干部、下肢,最后刮足部。

• 刮拭方向

背部、腹部、四肢从上向下刮(如肢体水肿、静脉曲张、内脏下垂则从下向上刮),面部、肩部、胸部从内向外刮。

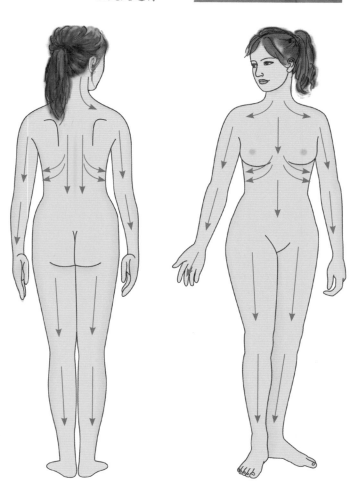

刮痧的步骤及刮拭后的反应

刮痧五步走

· 选择合适室温

以空气新鲜、冷暖适宜的室内环境为佳，室温以不低于18℃为宜。室温过高时应避免空调或风扇的冷风直吹。

· 选择刮痧体位

保证被刮者刮拭部位肌肉放松，能否持久配合是选择体位的原则。

坐位：正坐位适合自我刮痧，刮拭除背部以外的任何部位。请他人刮拭背部时，最好面向椅背骑坐，双臂放在椅背上，使其身体有所依靠，或侧坐。

仰卧：仰卧位适合刮拭前头部、头顶部、面部、胸部、腹部、下肢前侧等部位。

俯卧：俯卧位适合刮拭后头部、肩、背、腰、下肢后侧等部位。应在腹部下垫一软枕，托起腹部，可避免腰部下陷而造成腰、背部肌肉紧张，影响刮拭效果和增加疼痛感。

· 选定穴区，涂刮痧油

根据体质、病症和治疗目的，选定并充分暴露要刮拭的部位，用纸巾保护好刮拭部位下面的衣服。在刮拭的穴区处涂上刮痧油，如果是面部，涂上美容刮痧乳。

· 刮痧操作

手持刮痧板，先用刮痧板边缘将滴在皮肤上的刮痧油自下向上涂匀，再根据刮拭部位选择适当的刮拭方法，自上向下或由内向外多次向同一方向刮拭。

刮拭方向：背部、腹部和四肢都是从上向下刮拭，肩部应从颈部分别向两侧肩峰处刮拭，胸部肋骨部位从内向外刮拭。根据体质和具体刮拭部位及刮拭目的确定刮拭时间和按压力的大小。

· 结束

刮拭结束后，用清洁的纸巾或毛巾按压在所刮之处，擦拭干净残留油渍，迅速穿衣保暖，饮适量温开水。

痧象和皮肤变化

• 痧象

刮痧后，皮肤会出现颜色深浅不同的红色痧点或痧斑；会在皮肤下深层部位触及大小不一的包块状痧，这些部位的皮肤处可能第二天才显现出深色的痧斑；也有的部位皮肤没有红色痧斑，但毛孔迅速张大，皮肤增厚。这些都属于刮痧后激发机体自调机能，排出体内各种毒素的正常现象，它们分别提示了不同的健康信息。

• 疼痛感

刮拭至经脉气血不通畅的部位会有不同程度的疼痛。刮完痧后，出痧较多处或有结节等不平顺的部位，以及用力过重、刮拭过度处，1~2天之内触摸这些部位时，会有轻重不同的疼痛感是正常现象。

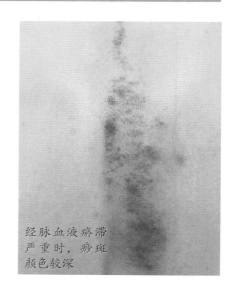

经脉血液瘀滞严重时，痧斑颜色较深

刮痧后的异常反应

• 疲劳

如果刮痧时间过长，刮痧部位过多，少数体质虚弱者会在24小时内有疲劳反应。无须特殊处理，只要适当休息即可恢复。

• 异常疼痛

刮痧后产生难以承受的疼痛感，说明刮痧方法有误。速度过快、用力过猛、同一部位反复刮拭等都会造成疼痛感，需要改进刮痧方法。

• 晕刮

刮痧过程中出现精神疲倦、头晕目眩、面色苍白、恶心欲吐、出冷汗、心慌、四肢发凉等症状，就是发生了晕刮。应立即停止刮痧，进行晕刮的治疗。

• 晕刮的防治

预防晕刮：刮痧前消除顾虑和紧张心情。避免在空腹、熬夜、过度疲劳时接受刮痧治疗。刮痧时要选择舒适的体位和适当的手法，刮拭部位要少而精，刮拭时间不要过长。并注意观察被刮者的反应，及早发现晕刮先兆。

治疗晕刮：发现晕刮先兆，应立即停止原来的刮拭，让发生晕刮者平躺，盖上衣被保暖，并喝杯温开水或糖水。反应较重者，立即用刮板角部点按人中，并泻刮百会和涌泉，待情况好转后，继续刮拭内关、足三里。

刮痧的禁忌证、注意事项

6 种禁忌证

有下列情况时，不适合进行刮痧治疗。

1. 有出血倾向的疾病，如血小板减少症、白血病、严重贫血等病症禁刮。

2. 严重心脑血管病急性期、肝肾功能不全者禁刮。

3. 韧带、肌腱急性损伤部位，新发生的骨折患部禁刮。

4. 恶性肿瘤患者手术后瘢痕局部禁刮。原因不明的肿块以及恶性肿瘤部位禁刮。

5. 妇女月经期下腹部、妊娠期下腹部、腰骶部禁刮。

6. 感染性皮肤病患处，糖尿病患者皮肤破溃处，严重下肢静脉曲张局部禁刮。

7 大注意事项

1. 应避风，注意保暖。刮痧后，应将被刮部位覆盖再走出室外。面部刮痧后半小时方可到室外活动。
2. 空腹、过度疲劳时不宜刮痧，饭后半小时方可进行腹部刮痧。
3. 不宜做连续大面积刮痧治疗，每次治疗时间不宜过长，严格掌握每次刮痧只治疗一种病症的原则。如需刮拭部位较多时，可交替选择经络穴位与全息穴区刮拭。
4. 刮痧治疗时，不要过分追求痧的出现，防止刮拭过度，消耗正气，或造成软组织损伤。
5. 刮痧治疗后饮温水1杯，补充水分，促进代谢产物的排出。
6. 刮痧治疗后，一般约3小时后方可洗浴。
7. 严重的糖尿病、动脉硬化者刮痧按压力适当减轻，胸部肋骨及体瘦者背腰部、背椎凸显处按压力应适当减轻。

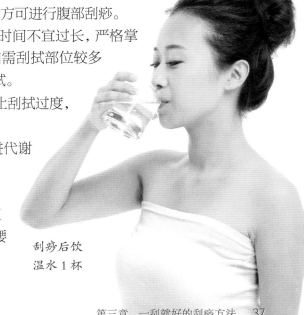

刮痧后饮
温水1杯

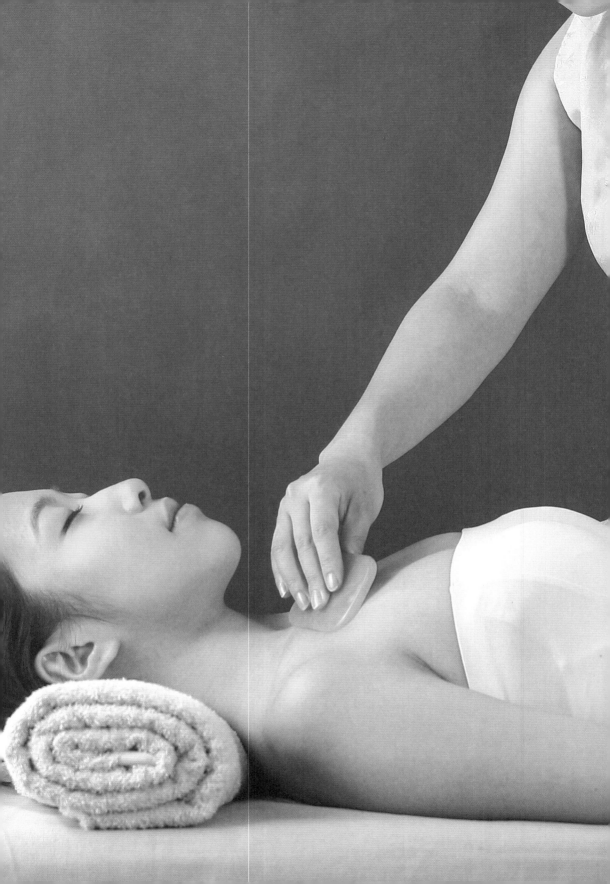

第四章

分清虚实定手法、选搭档，
一刮更好

中医认为，"百病之生，皆有虚实"。人体是一个小宇宙，与大自然天人相应。人体病证的虚实如果做一个比喻，类似于自然灾害中的旱灾和涝灾。实证病理产物猖獗，相当于洪水来临或涝灾；虚证正气不足，营养缺乏，相当于旱灾。实证刮痧，快速出痧，宣泄病邪，好比洪水、涝灾时开闸放水，立刻见效。虚证就像灌溉旱田，需慢慢渗透，要采取舒缓的刮法，逐渐调动气血，不能急于求成。刮痧疗法以不同的刮拭方法应对虚实症候，正确的刮痧手法能补能泻，用其特有的方式调节阴阳平衡。

虚实症候刮法不同，一刮就好

实证刮法重宣泄，痧出即好

"实则泻之"，实证刮痧要点

当机体致病的邪气较盛，如热、毒、寒、湿、血瘀和气滞等形成的代谢废物，中医将其归纳为"浊气""浊水""浊血"三类，"三浊"内停，中医称为"实证"，致病邪气危害健康，需要宣泄出去。

实证刮痧要用涂刮痧油刮拭法，用按压力大、速度慢的手法刮拭，重在寻找致病邪气藏身的关键部位，这些部位会有明显的疼痛、结节等阳性反应，找到这些部位，宜用推刮法、揉刮法，以按压力大、速度慢的手法仔细刮拭，消除这些阳性反应。病变部位会因致病邪气的不同，分别出现毛孔张开、出痧、皮肤增厚、结节等阳性反应。最终结节变软、变小甚至消失，实现宣泄病邪、疏通经脉的治疗效果。

实证因正气尚足，适宜快速宣泄法祛邪。刮痧疗法可以根据体内邪气的种类和盛衰，刮拭不同的部位，采取不同的刮痧手法。刮痧泻实讲究宣泄有度，不伤正气。不可一次大面积、长时间刮拭，毛孔开泄，出痧过多，会宣泄过度，正气消耗过多，不利于恢复健康。

要涂抹刮痧油后再进行刮痧

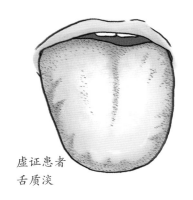

**虚证患者
舌质淡**

虚证刮法补正气，不追求出痧

虚证者体质较弱，气血两虚，正气不足。刮痧板虽然没有各种营养素，但用补法刮拭相关经穴，可以增强脏腑功能，激发机体的活力，促进气血化生。

"虚则补之"，虚证刮痧要点

虚证最忌耗气伤津，所以虚证刮痧要讲究手法。虽然刮痧疗法最擅长宣泄，但对于气血不足的虚证，无论是气虚、阴虚、阳虚还是血虚，当经脉气血不足时，经络内血脉空虚，刮拭就不会出痧。此时刮痧不要追求出痧，而要重在调动气血，激发脏腑化生气血的能力，补气行血，达到扶助正气的效果。

虚证要用速度慢、按压力轻的补法刮拭，对于体内环境偏寒，肤温过低者则用速度快、压力小的手法快速调动气血。虚证刮痧多用隔衣不涂油的疏理经气法刮拭；用涂刮痧油法刮拭时每次刮拭面积不可过多，时间不可过长，不追求出痧，只要刮至毛孔微张，皮肤温热，或有少量痧出现即可停止刮痧，避免出痧过多，毛孔过度开张，消耗正气。虚证要重在刮拭有补益作用的腧穴，如足三里、内关、关元、气海、涌泉等穴位，多做按揉法刮拭。另外，虚证要延长刮痧的间隔期。不宜频繁应用涂刮痧油刮拭法。

**虚证患者可以每天
隔衣刮拭一次**

虚实夹杂有补有泻

虚实夹杂证既要宣泄体内的病邪之气，为身体减负，又要补益气血，扶助正气。因此，刮痧时要有补有泻。

在有实证表现的经穴处短时间用上面介绍的实证刮痧方法刮拭，消除阳性反应，可宣泄病气，为身体减负，畅通经脉。以通为补，以泻为补，经脉一通，气血自来，有明显的补益效果。在正气不足经穴处刮痧，此时刮痧不会有明显的疼痛和较硬的结节，只有酸痛、松软或空虚感，可以改用上面介绍的虚证刮痧方法刮拭。

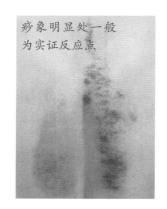

痧象明显处一般为实证反应点

刮痧治疗虚实夹杂证重要的是分清虚实的性质和部位，确定需要补泻的经脉脏腑。更要分清虚实的程度，是虚多实少，以补为主；还是实多虚少，以泻为主。刮痧治疗时须明辨虚实主次，先后缓急，以确定刮痧补泻的分寸是重补轻泻，还是轻补重泻。如刮痧治疗既要补气又要化瘀时，特别要保护正气，出痧不可过度，要逐渐透痧，分批次化瘀。

刮痧的补泻手法

刮痧的补泻手法是通过刮拭的速度和按压力的大小决定的。

• 补法

刮拭按压力小、速度慢、刮拭时间短为补，适用于久病、重病、体弱、虚证患者。

• 泻法

刮拭按压力大、速度快、时间长，原则上适用于年轻体壮、新患病、患急病或实证者。

• 平补平泻法

刮拭按压力适中，速度不快不慢，是补和泻手法的结合，刮拭时间也介于补法和泻法之间，适用于虚实兼有证的治疗或正常人保健。按压力大、速度慢的刮拭手法，也属于一种平补平泻的手法，常用于体质强壮的实证患者。

灵活运用补泻手法

刮痧的补泻手法应用很灵活，比如，以上泻法会增加刮拭时的疼痛感而实际很少应用，实证多改用按压力大、速度慢的手法刮拭。对于体寒者多用按压力小、速度快的手法刮拭。还要注意，刮痧的补泻手法不完全等同于补泻效果。虚实夹杂时，泻法疏通经脉，脉通气血自来，减法的方式，加法的效果，起到补益气血的作用。对体质虚弱者，补法刮拭可激活气血，鼓舞正气，增强祛邪的力量。

如何选配刮痧搭档一刮就好

自古中医有六大技法：针、砭、灸、药、按跷、导引，每种技法各有所长，但是也有它的局限性。刮痧是宣泄疗法，擅长活血化瘀、清热解毒，我把它比喻成公路的速通卡；艾灸擅长温补，是身体的温补剂；按摩擅长疏理经气，调补气血，舒筋活血；拔罐除湿快；刺血化瘀神速。人体病理变化复杂多样，选配好刮痧搭档，协同作战，更能增强刮痧的疗效。正确选搭档，不但要分清虚实，更要了解体内环境是寒还是热，致病因素的性质是血瘀、痰湿还是气滞，正气不足是阴虚、气虚还是阳虚。若能针对邪正双方的性质和强弱选配其他各种技法，刮痧治疗效果定会锦上添花。

气血不足配按摩

气血不足者神疲乏力，心悸气短，动则汗出。刮痧擅长宣泄邪毒，化瘀通脉，对于气血不足的虚证，补法刮痧配合按摩最好。按摩不会出痧，手指或手掌在人身上推、按、捏、揉，以促进血液循环，通经络，舒活筋骨。双手对体表经穴的摩擦作用，让体表迅速温热，能调节气血运行，促进血液循环和新陈代谢。与刮痧的"速通"相比，按摩通经络的速度显得缓慢一些。但是对经络穴位的按摩刺激可以激活经络脏腑功能，达到良性调节的补益效果。

刮痧配合按摩益气养血通脉，特别适合刮拭出痧后的巩固治疗，以及血脉空虚无痧时的气血不足之证。

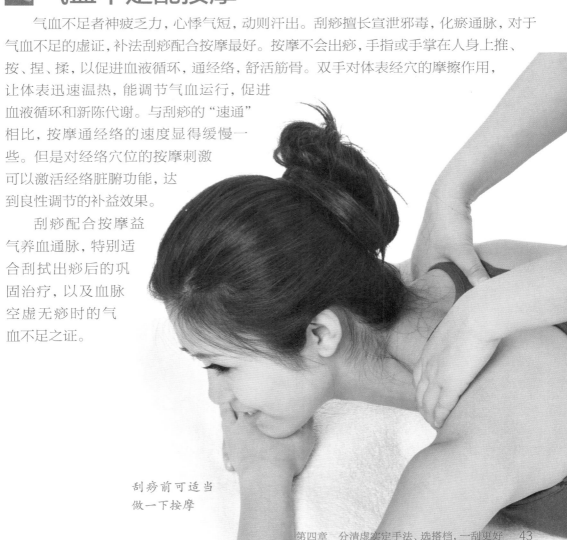

刮痧前可适当做一下按摩

虚寒证配艾灸

　　虚寒证者体内产热不足，内环境偏寒，平素畏寒肢冷，肚腹寒凉。艾灸疗法是运用艾绒在体表的穴位上温熨，借灸火的热力以及药物的作用，通过经络的传导，起到温通气血的作用。艾灸温补，给身体补充热量，快速激发机体自调机能，善于驱散寒湿之邪，是虚寒证者刮痧的最佳搭档。艾条的无形之"气"，进入人体后还有助于促生新的气血。虚寒症候，刮痧配合艾灸，温通气血，效果极佳。

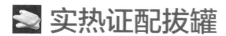 风寒湿证配拔罐

　　感受风、寒、湿等外邪而头身疼痛时，体内湿气盛者，虚寒兼有湿气的人，头重如裹、身体沉重时，应选择刮痧加拔罐。因为拔罐祛风、除湿、散寒功效显著。拔罐利用其负压的吸拔作用可以快速将体内的风邪、湿气、寒气吸拔出体外，与刮痧的正压排毒化瘀结合应用取长补短、相得益彰。拔罐有火罐和气罐之分，虚寒有湿的人建议使用火罐，火罐有温补的作用，适合虚寒的人，但应注意吸拔时间不可过长。体寒重者拔罐后可艾灸更佳。

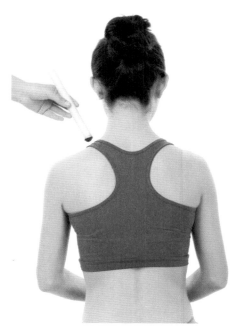 实热证配拔罐

　　体内热邪炽盛，火热之象明显，出现面红身热、痤疮疔肿、口舌生疮、便干尿黄的实热证时，刮痧和拔罐就是最佳搭档。拔罐可以使毛孔张开更大，吸拔机体深处的热毒之邪。拔罐虽与刮痧有异曲同工之效，但其作用部位更深，与刮痧相结合清热解毒之效更强。切记，虚热证不可联合应用。

艾灸至皮肤发红发烫即可

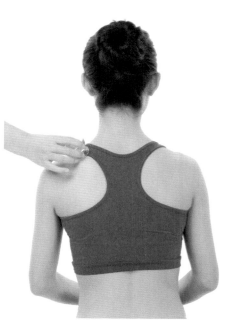

实证拔罐宜采用大罐，拔罐力度要大

血瘀辨证配搭档

无论何种疾病，只要面色晦暗，肤有色斑，身上疼痛如针刺，体内有肿块，出血色暗，就属于血瘀证，需要活血化瘀，最适合刮痧。如体寒伴有畏寒肢冷、腹凉疼痛、面色青黯等症状时配合艾灸温通经脉，可加速化瘀的速度。

血瘀证也可配拔罐疗法。它们的区别在于：刮痧是通过向肌肤内的按压力达到活血化瘀的目的，拔罐则是通过负压将体内瘀滞的血液从经络中吸拔出来。如果血瘀在体表浅显部位，适宜刮痧；血瘀在身体深部，此时用拔罐强大的吸拔之力化解深部血瘀效果更快、更好。

如血瘀部位较深，时间较久，可短时间配合刺络拔罐，即在有化瘀功效的经穴刺络后再用拔罐吸拔深部的瘀血，化瘀速度更快。但刺血拔罐不可以频繁使用，而且一次刺络拔罐的部位也不要太多，最好是在医生的指导下或直接去医院进行操作，要掌握一些无菌操作的相关知识，采用专用刺血针，严格消毒，并要以血瘀的实证为前提，严格掌控放血量的经穴及放血量的多少和间隔期。

刺血前要注意消毒

复杂病症需综合治疗

刮痧能增强自调机能，双向调节，没有副作用。但刮痧疗法毕竟是外治法，擅长宣泄病气。如遇虚证，机体气血化生速度较慢，当机体缺乏营养素，因气血不足导致的自调能力减弱，需要及时补充营养素。

刮痧通过调动机体的自我调节能力治疗疾病，人体的自调能力也有局限性，当机体正气不足，自调机能太差，或病势急、病情重、病情复杂时单纯靠外治法难以恢复，或恢复速度缓慢时，就需要采取综合治疗措施，配合药物，甚至通过手术、医疗仪器等治疗方法，人为干预，祛除病因或病变组织，加快康复。

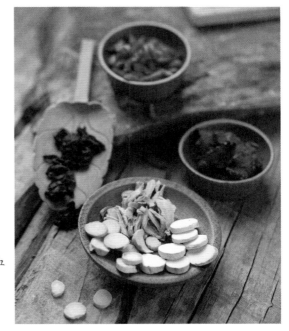

身体机能差的虚证或气血不足的虚证宜多食山药、枸杞子等药食同用食材

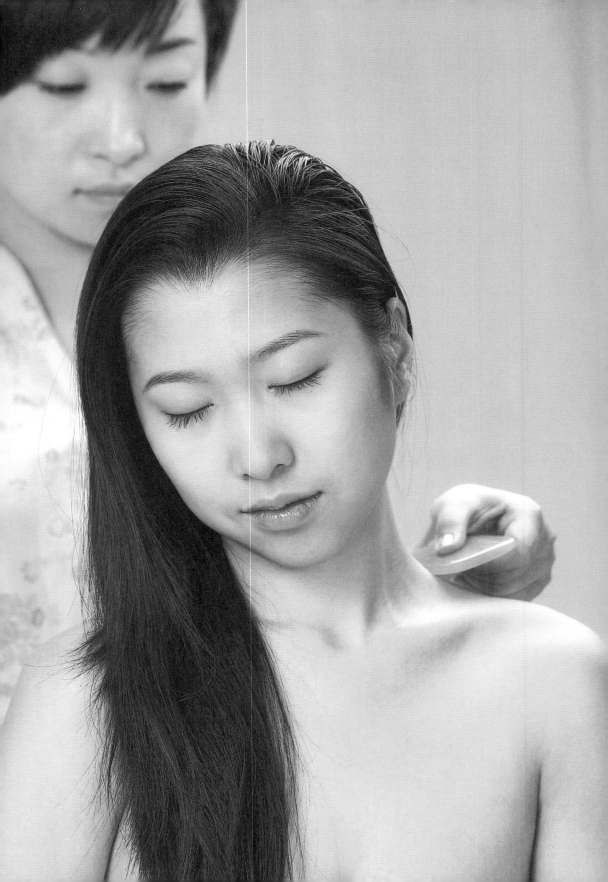

第五章

常见病症分虚实
一刮就好

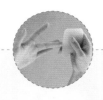

　　虽然本书针对一种病症只有一组刮痧部位，但是每个人体内环境寒热不同，致病因素的性质不同，正气强弱不同，具体到每个经脉脏腑虚实状况也有差异。只有了解每个人的特点，才能选准每个人刮痧的重点部位，应用适合本人的刮痧补泻手法，选对刮痧搭档，实现个体化精准治疗。

简便四法快速辨虚实症候

　　下面介绍临证自测虚实的简便方法，适用于各种病症。运用好介绍的诊断方法，仅用一组刮痧经穴就可以实现私人定制的精准刮痧方案，取得一刮就好的效果。

　　疾病的发展是一个动态的过程，简便四法——握握手、看看脸、望望舌、刮刮痧，教你对号入座，可以动态观察判断虚实，随时指导刮痧手法。

	实证	虚证
手诊	手型厚实，饱满，颜色红暗，或青黯，有光泽，手指和手掌有红、白色斑点，青筋浮现	手色苍白或淡黄，少光泽，手型薄软，肌肉不丰满，弹性差
面诊	面色红暗有光泽，或青黯、晦暗，痤疮，毛孔粗大且油脂多，饱满的眼袋	面色苍白、萎黄，皱纹，皮肤干燥，毛孔大，少光泽，肌肉松懈，松弛的眼袋，眼干涩
舌诊	舌质红或暗，舌苔厚，白腻或黄腻而干	舌质淡、舌胖大，有齿痕，舌苔少或舌上水液多
痧诊	出痧快，痧量多，痧色深，有光泽；刮拭部位疼痛明显，刺痛、胀痛；刮痧板下有明显障碍阻力、结节，肌肉紧张、僵硬	毛孔迅速张开，出痧少、痧色浅淡或不出痧，或无光泽；刮拭部位疼痛不明显或有酸痛，肌肉松懈、萎软，刮拭部位有空虚感

内科病症

感冒

中医将感冒根据外感的邪气不同分为风寒感冒、风热感冒、暑湿感冒，因体质不同又有气虚感冒等之分。刮痧治疗感冒要根据邪气性质和体质区别选择刮痧手法，选配刮痧搭档。

私人定制刮痧配搭档

分型	症状特点	刮痧手法	刮痧搭档
实寒 风寒感冒	恶寒重，发热轻，无汗，头痛，四肢关节酸痛，鼻塞声重，时流清涕，咽痒，咳嗽，痰多稀薄。口不渴	用按压力大、速度慢的手法刮痧	加艾灸风池、风门
实热 风热感冒	身热，微恶风，汗出不畅，头痛，鼻塞涕浊，口干而渴，咽喉红肿疼痛，咳嗽，痰黄黏稠。头身疼痛、有汗不解	用按压力大、速度慢的手法刮痧	加风池、大椎、肺俞拔罐
实 暑湿感冒	感冒症状兼有头重如裹，头昏脑涨，身重倦怠及食欲不振、恶心、呕吐、腹泻等消化道症状	用按压力大、速度慢的手法刮痧	加中脘、脾俞拔罐，按揉丰隆
虚 气虚感冒	平素神疲体弱，气短懒言，经常感冒，头痛，肢体倦怠乏力，咳嗽，痰白，咳痰无力	补法刮痧，不追求出痧	加按揉太渊、足三里、手掌大鱼际

刮拭部位

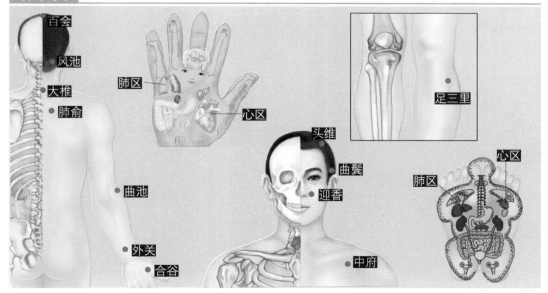

方法一

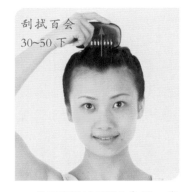

刮拭百会
30~50 下

1 以面刮法刮拭全头,先刮侧头部,重点刮拭头维、曲鬓;再从百会向前刮至前发际处,向后下刮至后发际处。各部位刮拭至头皮有微热感。单角刮拭风池。

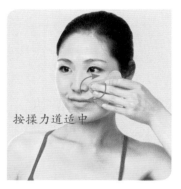

按揉力道适中

2 用平面按揉法按揉面部迎香。

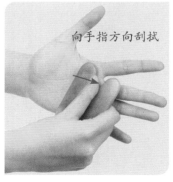

向手指方向刮拭

3 刮拭全手掌及全足底,重点是心肺区。

方法二

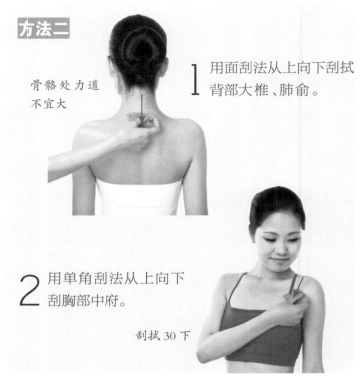

骨骼处力道
不宜大

1 用面刮法从上向下刮拭背部大椎、肺俞。

2 用单角刮法从上向下刮胸部中府。

刮拭 30 下

方法三

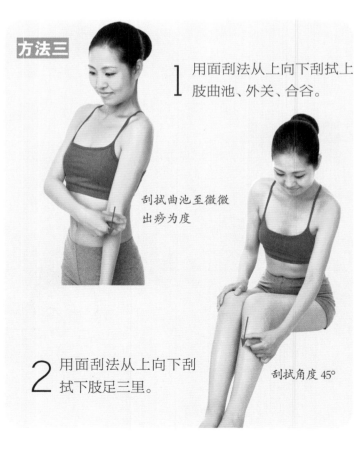

1 用面刮法从上向下刮拭上肢曲池、外关、合谷。

刮拭曲池至微微
出痧为度

2 用面刮法从上向下刮拭下肢足三里。

刮拭角度 45°

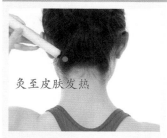

灸至皮肤发热

风寒感冒患者艾灸风池、风门各 5~10 分钟。

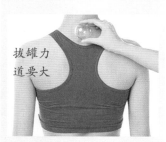

拔罐力道要大

风热感冒患者在大椎、肺俞、风池等处拔罐 5~10 分钟。

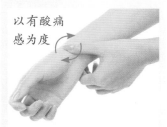

以有酸痛感为度

气虚感冒患者按揉太渊、足三里各 3 分钟，然后按摩手掌大鱼际 3 分钟。

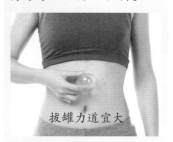

拔罐力道宜大

暑湿感冒患者拔中脘、脾俞等各 5~10 分钟，然后用大拇指按揉丰隆 3 分钟。

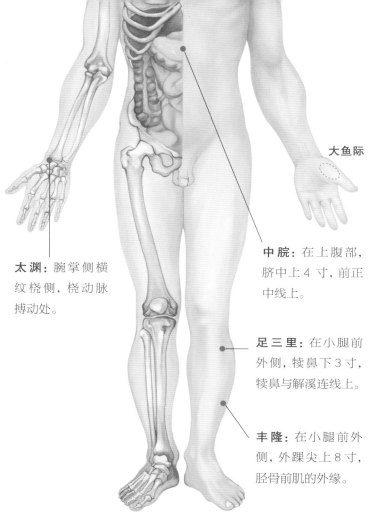

大鱼际

太渊：腕掌侧横纹桡侧，桡动脉搏动处。

中脘：在上腹部，脐中上 4 寸，前正中线上。

足三里：在小腿前外侧，犊鼻下 3 寸，犊鼻与解溪连线上。

丰隆：在小腿前外侧，外踝尖上 8 寸，胫骨前肌的外缘。

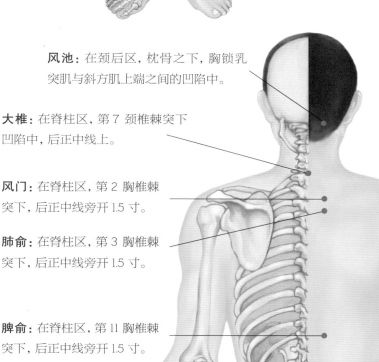

风池：在颈后区，枕骨之下，胸锁乳突肌与斜方肌上端之间的凹陷中。

大椎：在脊柱区，第 7 颈椎棘突下凹陷中，后正中线上。

风门：在脊柱区，第 2 胸椎棘突下，后正中线旁开 1.5 寸。

肺俞：在脊柱区，第 3 胸椎棘突下，后正中线旁开 1.5 寸。

脾俞：在脊柱区，第 11 胸椎棘突下，后正中线旁开 1.5 寸。

咳嗽

咳嗽是肺脏疾病的主要症状之一，有急慢性之分。急性咳嗽为上呼吸道感染所致，慢性咳嗽属内伤，五脏虚损，体内寒热虚实的变化皆可引起咳嗽。外感咳嗽调治不当，可转为慢性咳嗽。慢性咳嗽迁延日久，或年老体弱，脏器大伤，则可并发哮喘。咳嗽初起尽早刮痧治疗可以缓解外感或内伤咳嗽的症状。

扫二维码看视频

私人定制刮痧配搭档

分型	症状特点	刮痧手法	刮痧搭档
实 风寒咳嗽	新起咳嗽，咳声重浊，痰色稀白，可伴有头痛、鼻塞、流清涕、骨节酸痛，无汗	平补平泻法刮痧	加灸肺俞、列缺、足三里
实 风热咳嗽	新起咳嗽，咳声粗亢，痰黄稠，或伴有发热恶风、喉痛口渴	用按压力大、速度慢的手法刮痧	加大椎、肺俞拔罐，并按揉曲池、尺泽
虚 气虚咳嗽	咳而无力，痰白清稀，面色苍白，气短懒言，语声低微，自汗畏寒	补法刮痧，不追求出痧	加摩擦双手掌大鱼际，并且按揉足三里
虚实兼有 痰湿咳嗽	咳嗽痰多，痰白而稠，胸脘作闷，或胃纳不振，神疲乏力，大便时溏	平补平泻法刮痧	加肺俞、丰隆拔罐，并且按揉列缺

刮拭部位

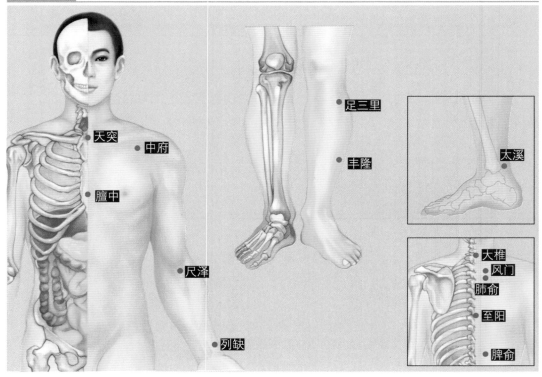

天突　中府　足三里　太溪　膻中　丰隆　尺泽　大椎　风门　肺俞　至阳　列缺　脾俞

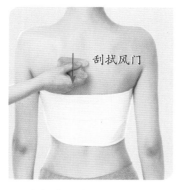

刮拭风门

1 用面刮法从上向下刮拭背部大椎至至阳，风门至肺俞。

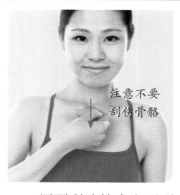

注意不要刮伤骨骼

2 用面刮法从上向下刮拭天突至膻中，用单角刮法从上向下刮拭中府。

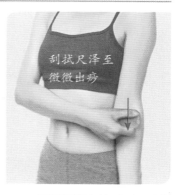

刮拭尺泽至微微出痧

3 用面刮法从上向下刮拭上肢尺泽、列缺。

方法二　随症状增加

1 咳嗽痰多，痰白而稠，增加从上向下刮拭背部脾俞、下肢丰隆。

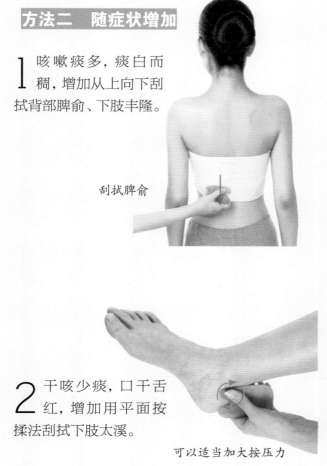

刮拭脾俞

刮拭力道宜轻

2 干咳少痰，口干舌红，增加用平面按揉法刮拭下肢太溪。

可以适当加大按压力

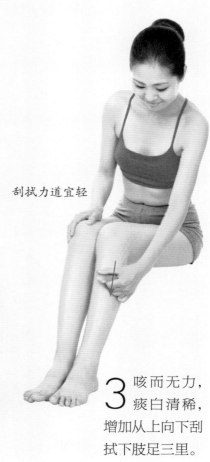

3 咳而无力，痰白清稀，增加从上向下刮拭下肢足三里。

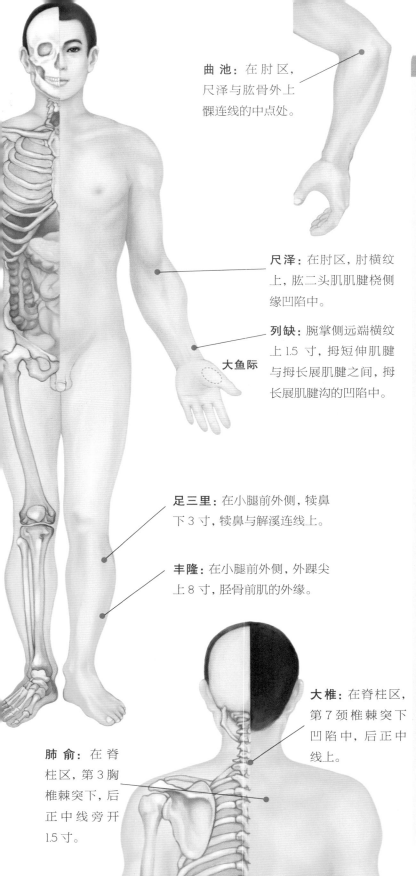

曲池：在肘区，尺泽与肱骨外上髁连线的中点处。

尺泽：在肘区，肘横纹上，肱二头肌肌腱桡侧缘凹陷中。

列缺：腕掌侧远端横纹上1.5寸，拇短伸肌腱与拇长展肌腱之间，拇长展肌腱沟的凹陷中。

大鱼际

足三里：在小腿前外侧，犊鼻下3寸，犊鼻与解溪连线上。

丰隆：在小腿前外侧，外踝尖上8寸，胫骨前肌的外缘。

大椎：在脊柱区，第7颈椎棘突下凹陷中，后正中线上。

肺俞：在脊柱区，第3胸椎棘突下，后正中线旁开1.5寸。

刮痧搭档

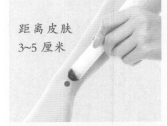

距离皮肤3~5厘米

风寒咳嗽患者艾灸肺俞、列缺、足三里等各5~10分钟。

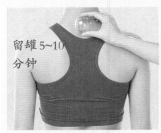

留罐5~10分钟

风热咳嗽患者在大椎、肺俞拔罐5~10分钟，然后按揉曲池、尺泽各3分钟。

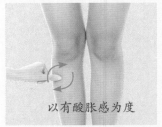

以有酸胀感为度

气虚咳嗽患者每天摩擦双手掌大鱼际100下，再按揉足三里3分钟。

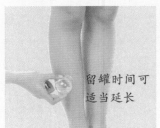

留罐时间可适当延长

痰湿咳嗽患者在肺俞、丰隆处拔罐5~10分钟，然后按揉列缺3分钟。

哮喘

喉中有痰鸣声谓之哮，呼吸急促困难谓之喘。支气管分支或其细支的平滑肌痉挛，气管壁黏膜肿胀和气管腔内黏稠分泌物增多，使空气不能顺畅出入而致哮喘。迁延多年不愈者可引起肺气肿。刮痧治疗哮喘发病时缓解症状，平时重在调补脏腑，预防复发。

私人定制刮痧配搭档

分型	症状特点	刮痧手法	刮痧搭档
虚实兼有 寒证哮喘	呼吸急促，喘憋气急，喉中有哮鸣声，痰白稀薄，色白有泡沫，面色青黯，口不渴，恶寒肢冷	补法刮痧	加艾灸肺俞、肾俞、气海
实 热证哮喘	喘咳气粗，喉中如痰鸣吼，痰黏稠色黄，咳吐不利，胸膈烦闷，汗出面赤，口渴喜饮	用按压力大、速度慢的手法刮痧	加大椎、风门、定喘拔罐
虚 气虚哮喘	肺虚型，喘促气短，语声低微，自汗畏风，痰清稀色白，面色㿠白，胸脘满闷，大便溏稀，心悸，腰酸	补法刮痧	加双掌摩擦肾俞、志室，并且按揉足三里
虚实兼有 实证哮喘	喘咳，咽喉紧室，咳痰不利，胸胁胀痛	用按压力大、速度慢的手法刮痧	加肺俞处拔罐，且按揉中府、尺泽

刮拭部位

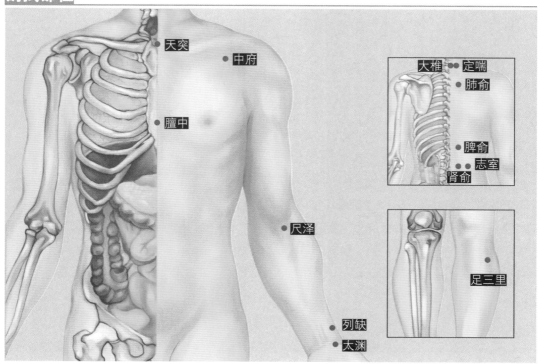

天突
中府
膻中
尺泽
列缺
太渊
大椎　定喘
肺俞
脾俞
志室
肾俞
足三里

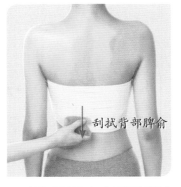

刮拭背部脾俞

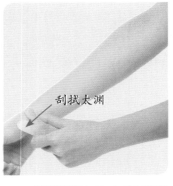

刮拭太渊

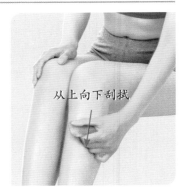

从上向下刮拭

1 用面刮法自上而下刮拭背部脾俞，再刮志室、肾俞。

2 用面刮法从上向下刮拭尺泽至太渊，重点刮太渊。

3 用面刮法从上向下刮拭足三里。

哮喘发作时刮拭方法

1 先用按压力大、速度慢的手法，以面刮法从上向下刮拭颈部大椎，背部定喘、肺俞。

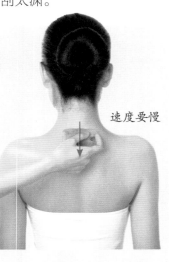

速度要慢

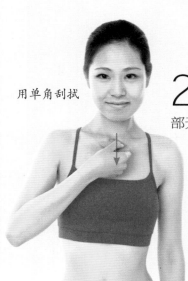

用单角刮拭

2 用单角刮法从上向下刮拭胸部天突、中府、膻中。

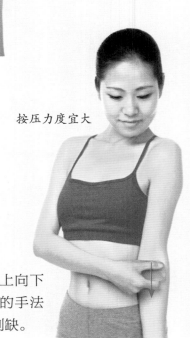

按压力度宜大

3 用面刮法从上向下以按压力大的手法刮拭上肢尺泽、列缺。

大椎：在脊柱区，第7颈椎棘突下凹陷中，后正中线上。

定喘：在脊柱区，横平第7颈椎棘突下，后正中线旁开0.5寸。

风门：在脊柱区，第2胸椎棘突下，后正中线旁开1.5寸。

肺俞：在脊柱区，第3胸椎棘突下，后正中线旁开1.5寸。

肾俞：在脊柱区，第2腰椎棘突下，后正中线旁开1.5寸。

志室：在腰区，第2腰椎棘突下，后正中线旁开3寸。

中府：在胸部，横平第1肋间隙，锁骨下窝外侧，前正中线旁开6寸。

尺泽：在肘区，肘横纹上，肱二头肌肌腱桡侧缘凹陷中。

气海：在下腹部，脐中下1.5寸，前正中线上，也就是肚脐中央向下2横指处。

足三里：在小腿前外侧，犊鼻下3寸，犊鼻与解溪连线上。

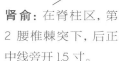

刮痧搭档

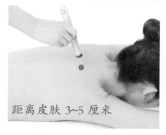

距离皮肤3~5厘米

寒证哮喘患者艾灸肺俞、肾俞、气海等各5~10分钟。

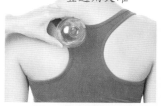

宜选用大罐

热证哮喘患者在大椎、风门、定喘处拔罐5~10分钟。

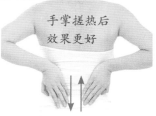

手掌搓热后效果更好

气虚哮喘患者用双手掌摩擦肾俞、志室100下，再按揉足三里3分钟。

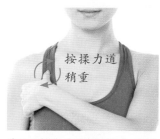

按揉力道稍重

实证哮喘患者在肺俞处拔罐5~10分钟，再每天按揉中府、尺泽各3分钟。

中暑

中暑是夏季在烈日或高温环境下劳动或活动时，因暑热侵袭，致邪热内郁，体温调节功能失常而发生的急性病变，突然高热、大量汗出。中暑分虚、实两种：虚证见年老体弱或低血压者由于大量出汗，以致脱水、脑缺血、晕倒或虚脱，并伴有口渴、头昏、胸闷、心悸、恶心、四肢无力的症状。实证见年轻体壮者在炎热环境中长时间体力劳动，通风不良，空气潮湿，身体产热较多、散热少，引起体温调节障碍，出现高热、昏迷等症状。

私人定制刮痧配搭档

分型	症状特点	刮痧手法	刮痧搭档
虚 气血虚脱	面色不华，头晕心悸，精神萎靡，汗出口渴，胸闷心悸，气息短促，昏倒仆地	补法刮痧	加按揉膻中、内关、涌泉
实 暑热亢盛	突然昏眩欲倒，身热少汗，面赤气粗，四肢挛急，头项抽搐，甚至角弓反张，牙关紧闭，神志不清	用按压力大的手法刮痧	加大椎、心俞拔罐或中指中冲点刺放血

刮拭部位

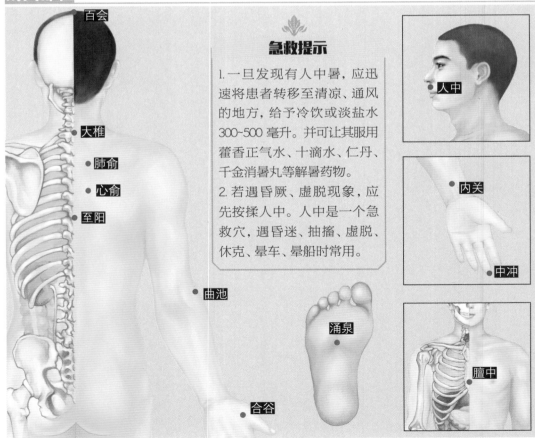

急救提示

1. 一旦发现有人中暑，应迅速将患者转移至清凉、通风的地方，给予冷饮或淡盐水300~500毫升。并可让其服用藿香正气水、十滴水、仁丹、千金消暑丸等解暑药物。

2. 若遇昏厥、虚脱现象，应先按揉人中。人中是一个急救穴，遇昏迷、抽搐、虚脱、休克、晕车、晕船时常用。

方法一　中暑急救

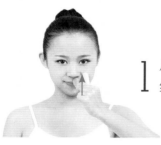

用刮痧板单角点按

1 用点按法以重力连续点按人中。

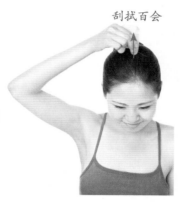

刮拭百会

2 用单角刮法刮拭百会。

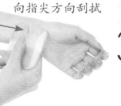

向指尖方向刮拭

3 用面刮法刮拭内关。

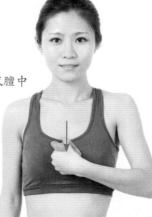

单角刮拭膻中

4 用单角刮法从上向下刮拭胸部膻中。

方法二　刮拭背部、上肢经穴

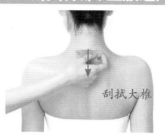

刮拭大椎

1 用面刮法从上向下刮拭大椎至至阳，肺俞至心俞。

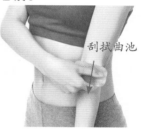

刮拭曲池

2 用面刮法从上向下刮内关、曲池，平面按揉合谷。

刮痧搭档

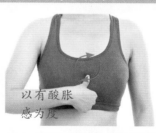

以有酸胀感为度

气血虚脱证中暑患者按揉膻中、内关、涌泉各3~5分钟。

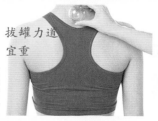

拔罐力道宜重

暑热亢盛证中暑患者在大椎、心俞拔罐5~10分钟，或在中指中冲点刺放血。

糖尿病

糖尿病是由于体内胰岛素的绝对或相对分泌不足，而引起以糖代谢紊乱为主的全身性疾病，主要症状表现为"三多一少"（多食、多饮、多尿、消瘦）。早期多为阴虚证，既有乏力、气短、口干，又有口渴喜饮、多食的虚热症状；中期气虚越发明显，阴液越加亏虚，津亏血脉运行受阻，慢慢会出现血液瘀滞症状，致多脏器受损；后期阴阳俱虚，会出现虚寒的表现。

刮痧治疗糖尿病不可过分追求出痧而损伤阴液。注意保护皮肤，避免皮肤破损感染。

私人定制刮痧配搭档

分型	症状特点	刮痧手法	刮痧搭档
阴虚内热	五心烦热，急躁易怒，口干口渴，渴喜冷饮，易饥多食，时时汗出，少寐多梦，便秘	用平补平泻法刮痧，出痧即停，改为补法刮拭	加按揉三阴交、太溪
气阴两虚	气短乏力，动则汗出，口干口渴，五心烦热，尿频量多而清长，腰膝酸软，四肢麻木不适，形体消瘦明显	补法刮痧，按揉为主，不追求出痧	加艾灸中脘，且双手掌摩擦肾俞、脾俞
虚寒证	畏寒肢冷，小便频且清长，混浊如脂膏，面色黧黑或白，腰膝酸软，水肿，阳痿	补法、按压力小的快刮法，不追求出痧	加艾灸脾俞、肾俞、中脘

刮拭部位

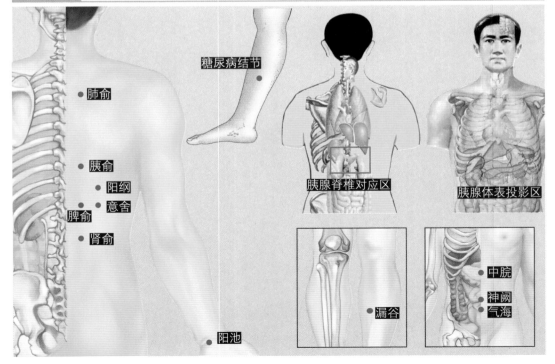

糖尿病结节
肺俞
胰俞
阳纲
意舍
脾俞
肾俞
胰腺脊椎对应区
胰腺体表投影区
漏谷
阳池
中脘
神阙
气海

方法一　刮拭背部、腹部全息穴区

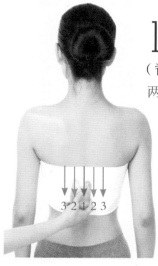

1 用面刮法和双角刮法自上而下刮拭胰腺脊椎对应区（脊椎第8胸椎至第2腰椎及两侧3寸宽的区域）。

分3步刮拭

3·2·1·2·3

2 用平刮法由内向外刮拭左胁肋部胰腺体表投影区和左背部胰腺脊椎对应区。

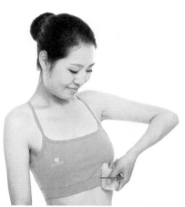

沿肋骨刮拭

方法二　刮拭背部、腹部经穴

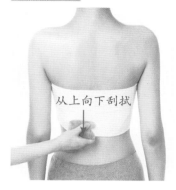

从上向下刮拭

1 用面刮法从上向下刮拭背部双侧奇穴胰俞、膀胱经肺俞、脾俞至肾俞、阳纲至意舍。

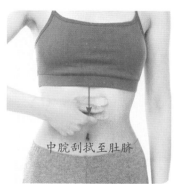

中脘刮拭至肚脐

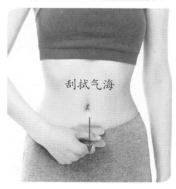

刮拭气海

2 用面刮法从上向下刮拭腹部中脘至气海。腹部以神阙（肚脐）为界，分上、下两段刮拭。

方法三　刮拭四肢经穴

1 用平面按揉法按揉腕部阳池。

顺时针方向按揉

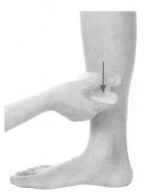

推刮法刮拭漏谷

2 用推刮法从上向下刮拭下肢漏谷、糖尿病结节。

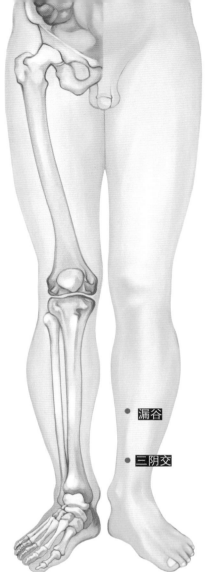

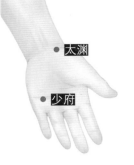

太渊

少府

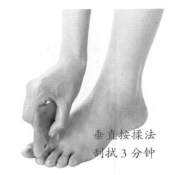

垂直按揉法
刮拭 3 分钟

多食者在前面三种方法的基础上，采用垂直按揉法刮拭双侧内庭各 3 分钟。

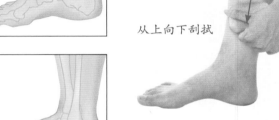

太溪

内庭

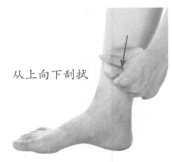

从上向下刮拭

多食者在前面三种方法的基础上，用面刮法刮拭脾经双侧漏谷各 3~5 分钟。

漏谷

三阴交

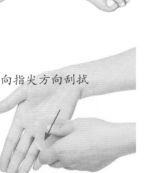

向指尖方向刮拭

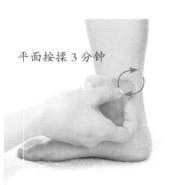

平面按揉 3 分钟

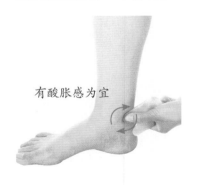

有酸胀感为宜

多饮者在前面三种方法的基础上，用面刮法从上向下刮拭上肢太渊、少府。

多尿者在前面三种方法的基础上，用平面按揉法刮拭肾经双侧三阴交各 3 分钟。

多尿者在前面三种方法的基础上，用平面按揉法刮拭肾经太溪 3 分钟。

三阴交：在小腿内侧，内踝尖上3寸，胫骨内侧缘后际。

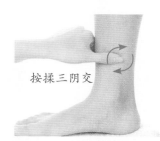

按揉三阴交

阴虚内热证患者每天按揉三阴交、太溪各3分钟。

太溪：在踝区，内踝尖与跟腱后缘连线的中点凹陷中。

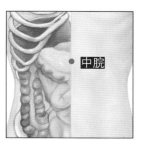

中脘

中脘：在上腹部，脐中上4寸，前正中线上。

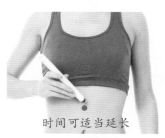

时间可适当延长

气阴两虚证患者加艾灸中脘5~10分钟，再用双手掌摩擦肾俞、脾俞各100下。

脾俞：在脊柱区，第11胸椎棘突下，后正中线旁开1.5寸。

肾俞：在脊柱区，第2腰椎棘突下，后正中线旁开1.5寸。

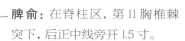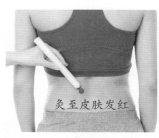

灸至皮肤发红

虚寒证患者加艾灸脾俞、肾俞、中脘各5~10分钟。

痛风

痛风又称高尿酸血症，是一种因嘌呤代谢障碍使尿酸累积而引起的疾病。以痛风性急性关节炎反复发作、痛风石沉积、慢性痛风石性关节炎和关节畸形，并常累及肾脏引起慢性间质性肾炎和尿酸肾结石形成为主要临床特点。中医将痛风归属"痹症""历节风"范畴。关节红肿疼痛时，刮痧要注意避开红肿部位。

私人定制刮痧配搭档

分型	症状特点	刮痧手法	刮痧搭档
虚寒 风寒湿痹	关节肿痛，屈伸不利，或见局部皮下结节、痛风石。伴关节喜温，肢体重着，麻木不仁，小便清长，大便溏薄	补法刮痧	加艾灸肾俞、足三里
实热 湿热痹阻	关节红肿热痛，病势较急，局部灼热，得凉则舒。伴发热，口渴，心烦，小便短黄	用按压力大的手法刮痧	加曲池、大椎拔罐
虚 脾肾阳虚	关节肿痛持续，肢体及面部水肿。伴气短乏力，腰膝酸软，畏寒肢冷，纳呆呕恶，腹胀便溏	补法刮痧	加按揉脾俞、肾俞及手指各关节
虚实兼有 痰瘀阻滞	关节肿痛，反复发作，时轻时重，局部硬节，或见痛风石。伴关节畸形，屈伸不利，局部皮色暗红，体虚乏力，面色青黯	平补平泻法刮痧，有补有泻	加膈俞、心俞拔罐，且按摩丰隆

刮拭部位

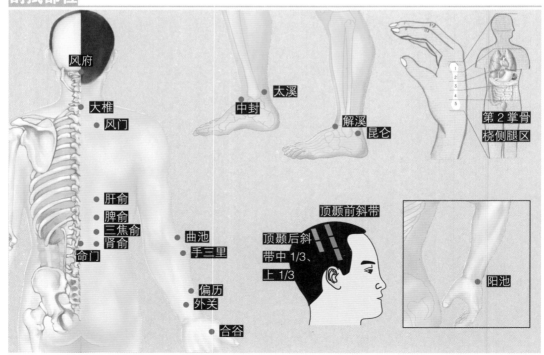

方法一 刮拭头部、手部对应下肢关节的全息穴区

刮拭30下

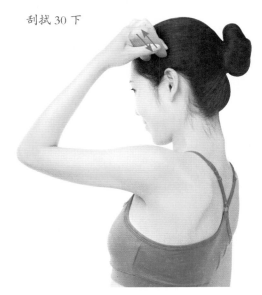

1 用厉刮法刮拭头部顶颞前斜带，顶颞后斜带中1/3、上1/3。

重点按揉痛点

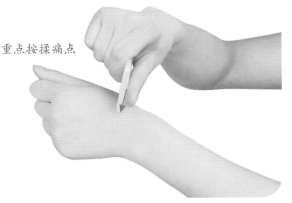

2 用垂直按揉法按揉第2掌骨桡侧腿区，仔细寻找疼痛、敏感点，重点按揉。

方法二 刮拭背部、四肢经穴

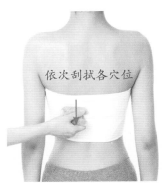

依次刮拭各穴位

1 用面刮法从上向下刮拭大椎至命门，风门、肝俞、脾俞、三焦俞、肾俞。

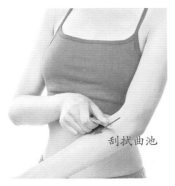

刮拭曲池

2 用面刮法从上向下刮拭上肢肘关节、腕关节，重点刮拭曲池、手三里、偏历至合谷，外关、阳池。

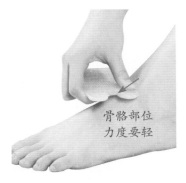

骨骼部位力度要轻

3 用面刮法从上向下刮拭膝关节、踝关节、足背及足趾，重点刮拭解溪、中封、太溪、昆仑。

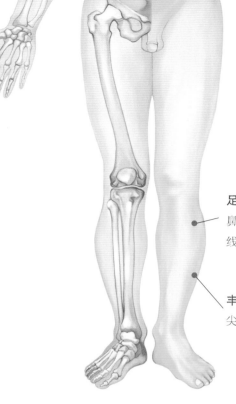

足三里：在小腿前外侧，犊鼻下 3 寸，犊鼻与解溪连线上。

丰隆：在小腿前外侧，外踝尖上 8 寸，胫骨前肌的外缘。

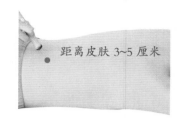

距离皮肤 3~5 厘米

风寒湿痹证患者每天艾灸肾俞、足三里各 5~10 分钟。

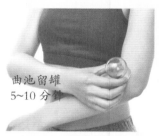

曲池留罐 5~10 分钟

湿热痹阻证患者在曲池、大椎等处各拔罐 5~10 分钟。

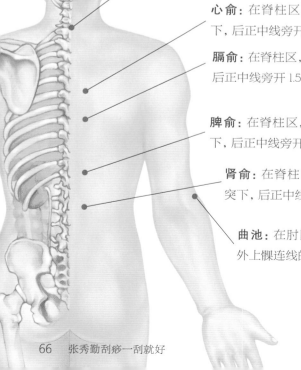

大椎：在脊柱区，第 7 颈椎棘突下凹陷中，后正中线上。

心俞：在脊柱区，第 5 胸椎棘突下，后正中线旁开 1.5 寸。

膈俞：在脊柱区，第 7 胸椎棘突下，后正中线旁开 1.5 寸。

脾俞：在脊柱区，第 11 胸椎棘突下，后正中线旁开 1.5 寸。

肾俞：在脊柱区，第 2 腰椎棘突下，后正中线旁开 1.5 寸。

曲池：在肘区，尺泽与肱骨外上髁连线的中点处。

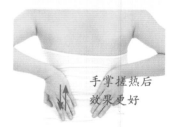

手掌搓热后效果更好

脾肾阳虚证患者双手掌摩擦脾俞、肾俞各 100 下，再按揉手指各关节，长期坚持。

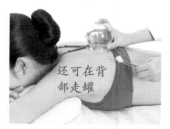

还可在背部走罐

痰瘀阻滞证患者在膈俞、心俞处拔罐 5~10 分钟，再按摩丰隆 3 分钟。

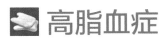 # 高脂血症

高脂血症在早期无明显症状，偶尔会有头晕、疲乏无力感。有些高脂血症者会在面部、手肘、跟肌腱、膝肌腱出现黄色丘疹样脂肪瘤，手背、面颊外侧可能出现老年斑。

私人定制刮痧配搭档

分型	症状特点	刮痧手法	刮痧搭档
实 气滞血瘀	面色暗红或青黯，心悸胸闷，甚则胸前刺痛、胁肋胀痛，急躁易怒，两胁胀满，腹胀便秘	用按压力大、速度慢的手法刮拭	加大椎、血海拔罐，且在膈俞处刺络放血
实 湿热内蕴	体型偏胖，头晕目眩，倦怠乏力，胸闷气短，动则易汗，脘腹胀满，肢体困重，大便干结或溏而不爽，小便黄赤	用按压力大、速度慢的手法刮拭	加大椎、肝俞、脾俞拔罐，且按曲池、丰隆
虚 气阴两虚	头痛眩晕，失眠健忘，耳聋耳鸣，行动迟缓，手足心热	补法刮痧，不追求出痧	加按足三里、三阴交
虚 脾肾虚寒	头晕伴小便频数，神疲乏力，畏寒肢冷，面色淡白，腹胀，便溏，面部和四肢水肿	补法、快刮法刮拭，不追求出痧	加艾灸肾俞、足三里，且按揉内关

刮拭部位

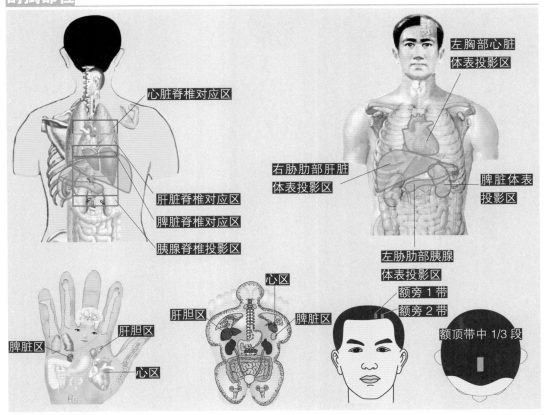

心脏脊椎对应区
肝脏脊椎对应区
脾脏脊椎对应区
胰腺脊椎投影区

左胸部心脏体表投影区
右胁肋部肝脏体表投影区
脾脏体表投影区
左胁肋部胰腺体表投影区
额旁1带
额旁2带
额顶带中1/3段

脾脏区
肝胆区
心区

肝胆区
心区
脾脏区

方法一　刮拭头部、手足全息穴区

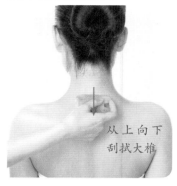

1 每天以厉刮法依次刮拭额旁1带、额旁2带、额顶带中1/3段一两次。

刮拭额旁1带、额旁2带

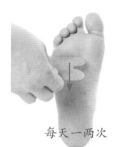

每天一两次

2 经常用面刮法刮拭手掌和足底心、肝胆、脾脏的全息穴区。

方法三　定期刮拭背部、腹部经穴

从上向下刮拭大椎

1 用面刮法刮拭大椎。

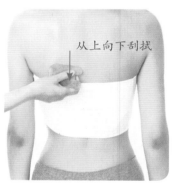

从上向下刮拭

2 用面刮法刮拭背部心俞、膈俞和脾俞至肾俞。

方法二　刮拭胸部、背部全息穴区

1 用面刮法和双角刮法从上向下刮拭背部心脏、肝脏、胰腺、脾脏的脊椎对应区。再用平刮法从内向外刮拭左背部胰腺、脾脏体表投影区，右背部肝脏体表投影区。

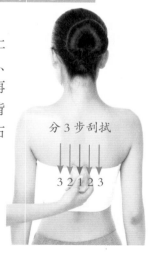

分3步刮拭

3 2 1 2 3

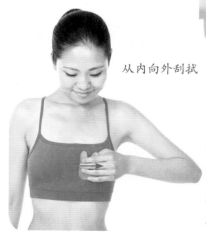

从内向外刮拭

2 用单角刮法从上向下刮拭胸部正中；用平刮法从内向外刮拭左胸部心脏体表投影区，左胁肋部胰腺、脾脏体表投影区和右胁肋部肝脏体表投影区。

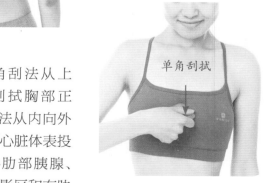

单角刮拭

3 用单角刮法刮拭胸部膻中至中庭。

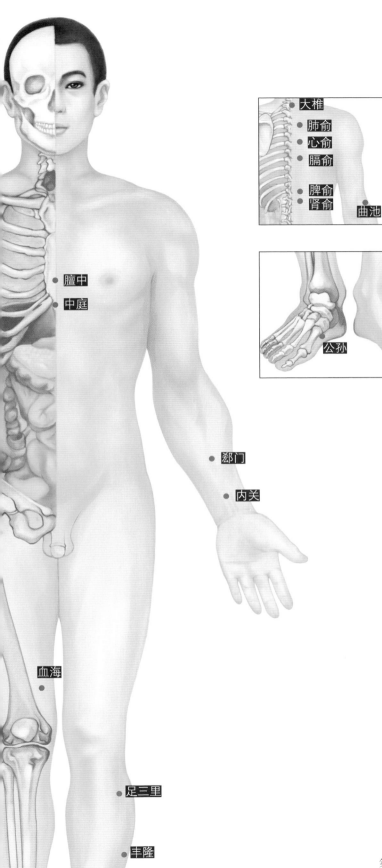

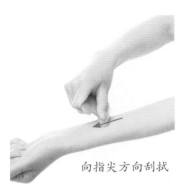

大椎
肺俞
心俞
膈俞
脾俞
肾俞
曲池

公孙

膻中
中庭

郄门

内关

血海

足三里

丰隆

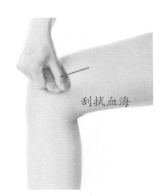

向指尖方向刮拭

1 以面刮法刮拭上肢前臂处郄门至内关，肘部曲池。

刮拭血海

2 用面刮法刮拭下肢血海。

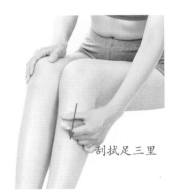

刮拭足三里

3 用面刮法或平面按揉法刮拭足三里、丰隆、公孙。

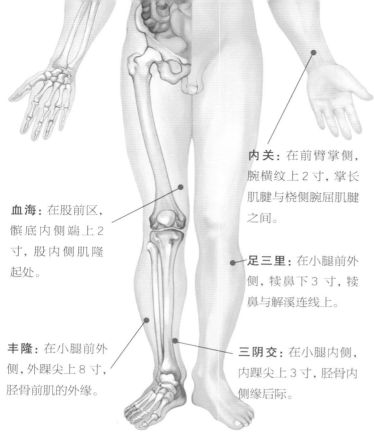

内关：在前臂掌侧，腕横纹上 2 寸，掌长肌腱与桡侧腕屈肌腱之间。

血海：在股前区，髌底内侧端上 2 寸，股内侧肌隆起处。

足三里：在小腿前外侧，犊鼻下 3 寸，犊鼻与解溪连线上。

丰隆：在小腿前外侧，外踝尖上 8 寸，胫骨前肌的外缘。

三阴交：在小腿内侧，内踝尖上 3 寸，胫骨内侧缘后际。

大椎：在脊柱区，第 7 颈椎棘突下凹陷中，后正中线上。

膈俞：在脊柱区，第 7 胸椎棘突下，后正中线旁开 1.5 寸。

肝俞：在脊柱区，第 9 胸椎棘突下，后正中线旁开 1.5 寸。

脾俞：在脊柱区，第 11 胸椎棘突下，后正中线旁开 1.5 寸。

肾俞：在脊柱区，第 2 腰椎棘突下，后正中线旁开 1.5 寸。

曲池：在肘区，尺泽与肱骨外上髁连线的中点处。

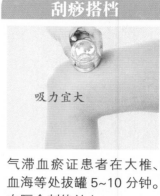

吸力宜大

气滞血瘀证患者在大椎、血海等处拔罐 5~10 分钟。在膈俞刺络放血。

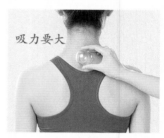

吸力要大

湿热内蕴证患者在大椎、肝俞、脾俞等处拔罐 5~10 分钟，再按揉曲池、丰隆各 3 分钟。

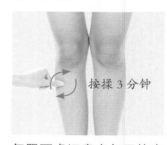

按揉 3 分钟

气阴两虚证患者每天按摩足三里、三阴交各 3 分钟。

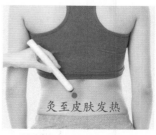

灸至皮肤发热

脾肾虚寒证患者加艾灸肾俞、足三里各 5~10 分钟，再每天按揉内关 3 分钟。

高血压

成人收缩压≥ 18.7 千帕（140 毫米汞柱），舒张压≥ 12 千帕（90 毫米汞柱），便属于高血压。中医认为，高血压多为阴虚阳亢证，阴虚为本，阳亢为标。早期多实证表现，中期多虚中挟实，后期多虚证。刮痧治疗高血压针对身体的虚实，选择重点刮痧部位和手法治疗效果更好。

私人定制刮痧配搭档

分型	症状特点	刮痧手法	刮痧搭档
实热 肝火上炎	眩晕，头痛目胀，急躁易怒，胸胁胀满，面红目赤，口苦咽干，大便秘结，小便黄赤	用按压力大、速度慢的手法刮痧	加大椎、肝俞、风市拔罐，且耳尖点刺放血降压
虚实兼有 阴虚阳亢	眩晕耳鸣、头部涨痛，健忘，心中烦热，失眠多梦，腰膝酸软，颧红，眼干涩，口燥咽干	平补平泻法刮痧，痧出后即改为补法刮拭	加大椎、心俞拔罐，且耳尖或中冲点刺放血
虚 气血两虚	眩晕头痛，神疲懒言，面色不华，心悸，动则气急，失眠多梦，夜尿频繁	补法刮痧，不追求出痧	加按足三里，且艾灸脾俞、肾俞
虚实兼有 痰湿内阻	眩晕，头痛而重，胸闷恶心，呕吐痰涎，食少，多寐，舌胖齿痕、苔厚腻	平补平泻法刮痧，不追求出痧	加按揉丰隆、中脘，且加脾俞拔罐

刮拭部位

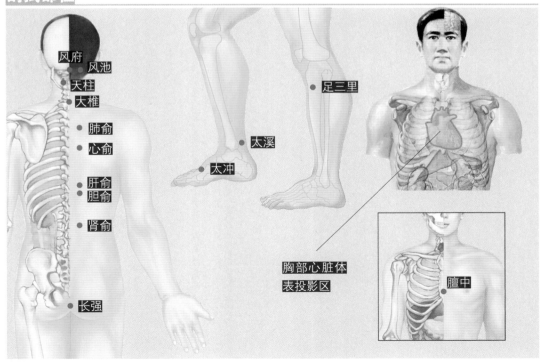

风府 风池 天柱 大椎 肺俞 心俞 肝俞 胆俞 肾俞 长强 足三里 太溪 太冲 胸部心脏体表投影区 膻中

日常刮痧方法

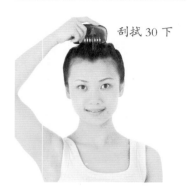

每天刮拭 1 次

以下方法血压稳定期可以隔衣每天刮拭。血压波动期每天刮拭全头 1 次，其余方法要用涂刮痧油法每周刮拭 1 次。

方法一　刮拭头颈部经穴

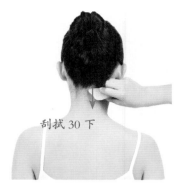

刮拭 30 下

刮拭 30 下

1 用面刮法每天早晨按侧头部、头顶、后头部的顺序刮拭全头部，每个部位 30 下。

2 用推刮法刮拭后颈部风府、天柱，用单角刮法刮拭风池。

方法二　刮拭背部经穴

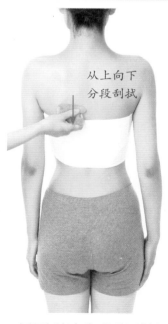

从上向下分段刮拭

用面刮法先分段刮拭背部督脉大椎至长强，再刮拭肺俞至心俞、肝俞、胆俞、肾俞。

方法三　刮拭胸部、下肢经穴和全息穴区

1 以单角刮法从上向下刮拭胸部正中膻中，以平刮法由内向外刮拭胸部心脏体表投影区。

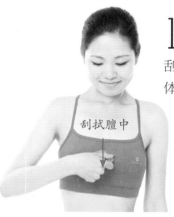

刮拭膻中

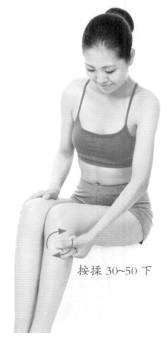

按揉 30~50 下

2 用平面按揉法按揉足三里、足部双侧太溪，用垂直按揉法按揉太冲。

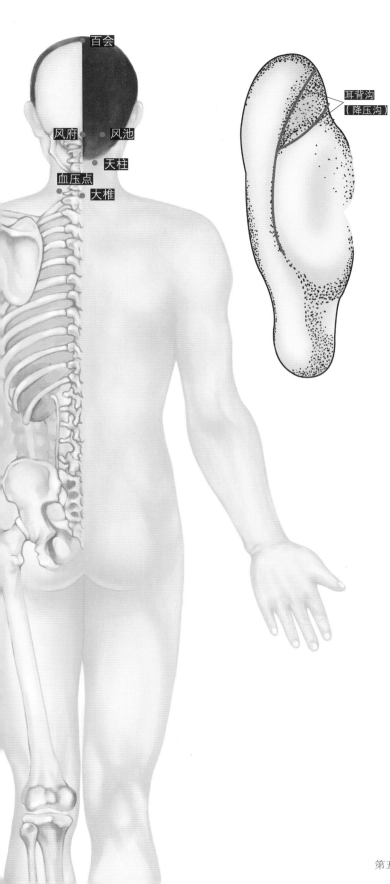

百会

风府　　风池

天柱

血压点

大椎

耳背沟
【降压沟】

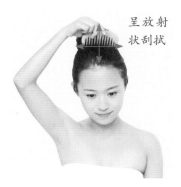

呈放射
状刮拭

1 用面刮法以按压力大的手法从百会呈放射状向四周刮拭全头，重点刮拭百会。

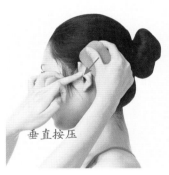

垂直按压

2 用刮痧板边缘垂直按压耳背沟。

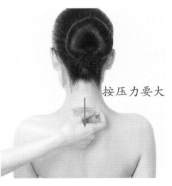

按压力要大

3 用按压力大、速度慢的推刮法，刮拭颈部天柱、风府、血压点、大椎，用单角刮法刮拭风池。

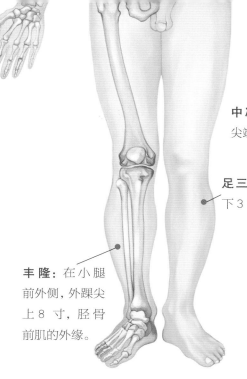

中冲：在手指，中指尖端最高点。

足三里：在小腿前外侧，犊鼻下 3 寸，犊鼻与解溪连线上。

丰隆：在小腿前外侧，外踝尖上 8 寸，胫骨前肌的外缘。

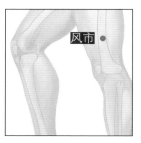

风市

风市：在大腿外侧，直立垂手，掌心贴于大腿时，中指尖在大腿外侧中线所点之处。

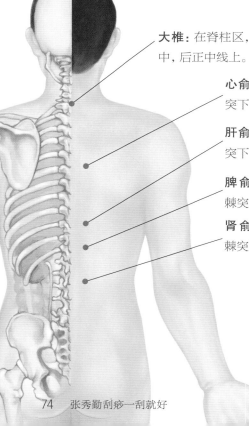

大椎：在脊柱区，第 7 颈椎棘突下凹陷中，后正中线上。

心俞：在脊柱区，第 5 胸椎棘突下，后正中线旁开 1.5 寸。

肝俞：在脊柱区，第 9 胸椎棘突下，后正中线旁开 1.5 寸。

脾俞：在脊柱区，第 11 胸椎棘突下，后正中线旁开 1.5 寸。

肾俞：在脊柱区，第 2 腰椎棘突下，后正中线旁开 1.5 寸。

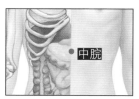

中脘

中脘：在上腹部，脐中上 4 寸，前正中线上。

刮痧搭档

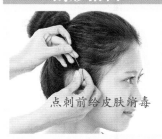

点刺前给皮肤消毒

肝火上炎证患者在大椎、肝俞、风市拔罐 10 分钟，或在耳尖点刺放血降压。

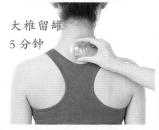

大椎留罐 5 分钟

阴虚阳亢证患者在大椎、心俞处拔罐 5 分钟，或在中冲或耳尖点刺放血降压。

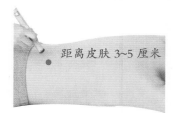

距离皮肤 3~5 厘米

气血两虚证患者按摩足三里 3 分钟，再艾灸脾俞、肾俞各 5~10 分钟。

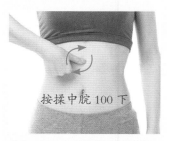

按揉中脘 100 下

痰湿内阻证患者在脾俞处拔罐 5~10 分钟，每天按揉丰隆、中脘各 100 下。

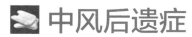 # 中风后遗症

中风后遗症常表现为一侧肢体瘫痪、麻木，口眼㖞斜，语言不利等症状。中医认为，中风后遗症主要是由于中风之后血瘀阻脉、风痰阻络、肾阴不足、肝阳上亢、精血不足、筋骨失养所致。刮痧治疗中风后遗症需要持之以恒。

私人定制刮痧配搭档

分型	症状特点	刮痧手法	刮痧搭档
虚寒 心肾阳虚	意识朦胧或痴呆，健忘，言语不利，肢体不遂，畏寒肢冷，心悸气短，眩晕耳鸣，血压偏低	补法刮痧，按压力小的快刮法刮拭	加艾灸肾俞、足三里
虚实兼有 阴虚阳亢	头涨痛，眩晕耳鸣，少眠多梦，腰酸腿软，口眼㖞斜，半身不遂	平补平泻法刮痧，痧出后即改为补法刮痧	加按揉太溪、三阴交
虚实兼有 痰浊内阻	形体肥胖，胸腹痞满，神智昏蒙，半身不遂，口眼㖞斜，四肢不温，喉中痰鸣	平补平泻法刮痧，痧出后即改为补法刮痧	加按揉患肢手足各小关节及手足各经脉井穴，且摩擦脾俞、肾俞
虚实兼有 气虚血瘀	头晕心悸，面黄神疲，气短乏力，半身不遂，舌强语謇，偏身麻木。舌胖暗，或有瘀斑	平补平泻法刮痧，痧出后即改为补法刮痧	加膈俞、心俞拔罐，且按摩血海

刮拭部位

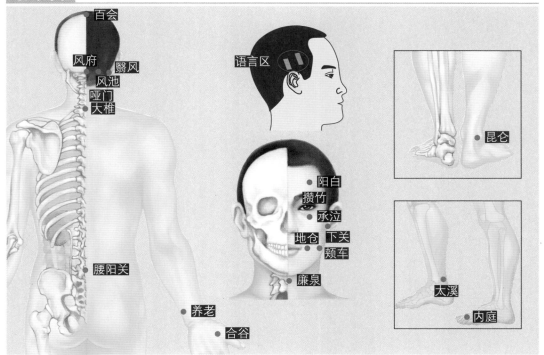

方法一　刮拭头部和背部经穴

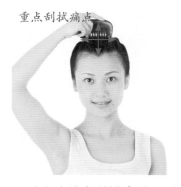

重点刮拭痛点

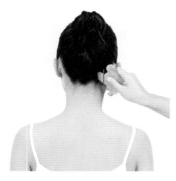

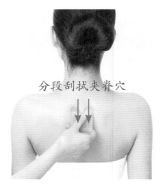

分段刮拭夹脊穴

1 用面刮法刮拭全头，寻找疼痛点，重点刮拭。

2 用单角刮法刮拭头部百会、风池；用面刮法刮拭风府。

3 用面刮法向下刮拭大椎至腰阳关，再以双角刮法向下刮拭夹脊穴。

方法二　改善言语不利

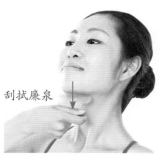

刮拭廉泉

用厉刮法刮拭头部双侧语言区。用面刮法刮拭后头部哑门，前颈部廉泉。

方法三　改善口眼㖞斜

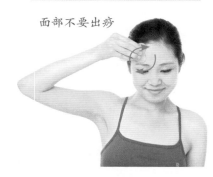

面部不要出痧

1 用平面按揉法按揉地仓、颊车、下关、承泣、阳白、翳风，用平刮法从地仓刮向下关。

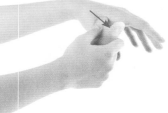

刮拭 30~50 下

2 用单角刮法刮拭合谷，用面刮法刮拭养老。

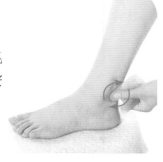

3 用平面按揉法按揉昆仑，用垂直按揉法按揉内庭。

风市

足三里　阳陵泉

丰隆

解溪

肩井

肩贞

夹脊

曲池

环跳

支沟
外关

顶颞前斜带

顶颞后斜
带中 1/3、
上 1/3

殷门

委中

承山

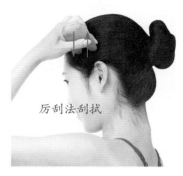

厉刮法刮拭

1 用厉刮法刮拭对侧顶颞前斜带，顶颞后斜带中 1/3、上 1/3。

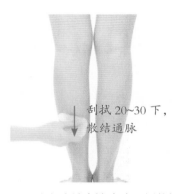

刮拭 20~30 下，散结通脉

2 用面刮法从上向下刮拭下肢外侧环跳、风市、阳陵泉、足三里、丰隆、解溪；后侧殷门、委中、承山。

特别提示

中风后遗症早期康复治疗很关键，尤其在发病后前 3 个月内的康复治疗，是获得理想康复的最佳时期。病程超过 2 年以上者，恢复会缓慢些，治疗时手法要用补法刮拭。

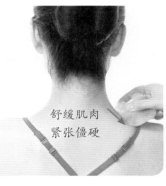

舒缓肌肉
紧张僵硬

3 用面刮法从上向下刮拭上肢肩井、肩贞、曲池、支沟、外关。

血海： 在股前部，髌底内侧端上 2 寸，股内侧肌的隆起处。

三阴交： 在小腿内侧，内踝尖上 3 寸，胫骨内侧缘后际。

足三里： 在小腿前外侧，犊鼻下 3 寸，犊鼻与解溪连线上。

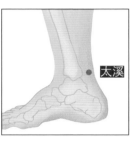

太溪

太溪： 在踝区，内踝尖与跟腱后缘连线的中点凹陷中。

心俞： 在脊柱区，第 5 胸椎棘突下，后正中线旁开 1.5 寸。

膈俞： 在脊柱区，第 7 胸椎棘突下，后正中线旁开 1.5 寸。

脾俞： 在脊柱区，第 11 胸椎棘突下，后正中线旁开 1.5 寸。

肾俞： 在脊柱区，第 2 腰椎棘突下，后正中线旁开 1.5 寸。

曲池： 在肘区，尺泽与肱骨外上髁连线的中点处。

刮痧搭档

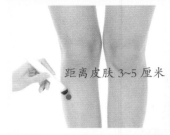

距离皮肤 3~5 厘米

心肾阳虚证患者每天艾灸肾俞、足三里各 5~10 分钟。

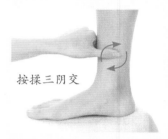

按揉三阴交

阴虚阳亢证患者每天按揉太溪、三阴交各 3 分钟。

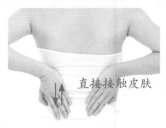

直接接触皮肤

痰浊内阻证患者每天按揉患肢手足各小关节及手足各经脉井穴，再用双手掌摩擦脾俞、肾俞各 100 下。

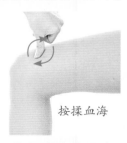

按揉血海

气虚血瘀证患者在膈俞、心俞处拔罐 5 分钟，再每天按摩血海 3 分钟。

眩晕

眩晕的主要表现为头晕、眼花，多与内耳疾病、脑供血不足、血管神经功能失调、颈椎病等疾病有关。症状轻者，闭目可止眩；重者则旋转不定，不能站立，伴有恶心呕吐、汗出等症状，严重时可能会突然仆倒。中医认为，眩晕与肾阴不足、肝阳上亢、气血亏虚、痰浊中阻有关。刮痧治疗眩晕一定要区别症候，选对刮痧手法。

私人定制刮痧配搭档

分型	症状特点	刮痧手法	刮痧搭档
虚 肾阴不足	眩晕，精神萎靡，少寐多梦，健忘，腰膝酸软，遗精，耳鸣。偏于阴虚者五心烦热，舌质红；四肢不温，形寒怯冷	补法刮拭，不追求出痧	加灸肾俞、涌泉
热 肝阳上亢	眩晕耳鸣，头痛且涨，每因烦劳或恼怒而头晕、头痛加剧，面时潮红，急躁易怒，少寐多梦，口苦	用按压力大、速度慢的手法刮痧	加风池、肝俞拔罐，且按揉太冲、行间
虚 气血亏虚	眩晕动则加剧，劳累即发，面色㿠白，唇甲不华，发干枯少光泽，心悸少寐，神疲懒言，饮食减少	补法刮痧，不追求出痧	加按足三里、涌泉，摩擦肾俞
虚实兼有 痰浊中阻	眩晕，头昏如蒙，胸闷，恶心，食少多寐，舌苔厚腻	用按压力大、速度慢的手法刮拭，有补有泻	加肩井、胆俞拔罐，且按摩丰隆

刮拭部位

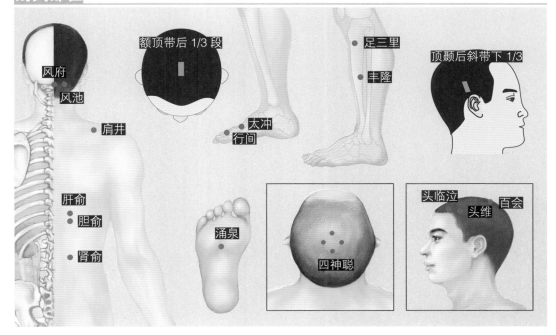

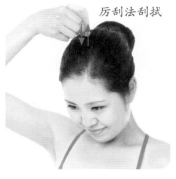

厉刮法刮拭

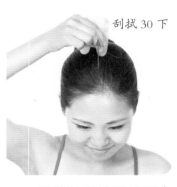

刮拭 30 下

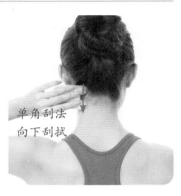

单角刮法
向下刮拭

1 用厉刮法刮拭顶颞后斜带下 1/3、额顶带后 1/3 段。

2 用单角刮法刮拭百会及四周四神聪、头维。

3 用单角刮法从上向下刮拭后头部风池，用面刮法刮拭风府。

日常调理治疗

方法一　刮拭头部经穴

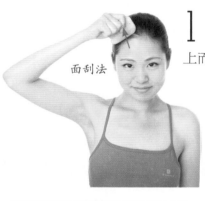

面刮法

1 用平补平泻法先以面刮法刮拭头临泣，自上而下刮拭风府。

依次刮拭各穴

2 用面刮法从风池刮至颈根部，用面刮法从内向外刮拭肩井，从上向下刮拭背部肝俞、胆俞、肾俞。

方法二　刮拭下肢经穴

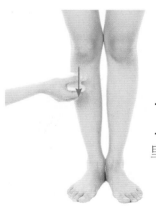

刮拭 30 下

1 用面刮法从上向下刮拭足三里、丰隆。

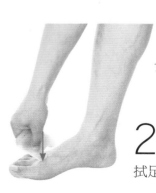

重点刮拭疼痛点

2 垂直按揉足部太冲、行间，刮拭足底涌泉。

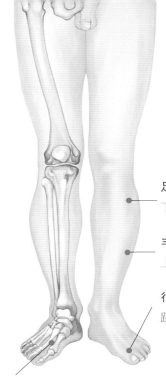

足三里：在小腿前外侧，犊鼻下3寸，犊鼻与解溪连线上。

丰隆：在小腿前外侧，外踝尖上8寸，胫骨前肌的外缘。

行间：在足背，第1、2趾间，趾蹼缘后方赤白肉际处。

太冲：在足背，第1、2跖骨间，跖骨底接合部前方凹陷中，或触及动脉搏动处。

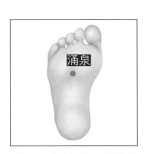

涌泉

涌泉：在足底，屈足卷趾时足心最凹陷处。

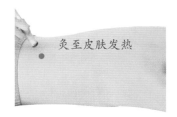

灸至皮肤发热

肾阴不足证患者艾灸肾俞、涌泉各5~10分钟。

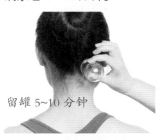

留罐5~10分钟

肝阳上亢证患者在风池、肝俞等处各拔罐5~10分钟，再按揉太冲、行间各3分钟。

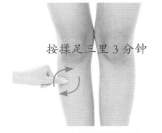

按揉足三里3分钟

气血亏虚证患者按摩足三里、涌泉各3分钟，再用双手掌摩擦肾俞100下。

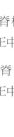

风池：在颈后区，枕骨之下，胸锁乳突肌与斜方肌上端之间的凹陷中。

肩井：在肩胛区，第7颈椎棘突与肩峰最外侧点连线的中点。

肝俞：在脊柱区，第9胸椎棘突下，后正中线旁开1.5寸。

胆俞：在脊柱区，第10胸椎棘突下，后正中线旁开1.5寸。

肾俞：在脊柱区，第2腰椎棘突下，后正中线旁开1.5寸。

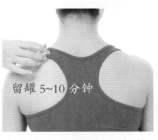

留罐5~10分钟

痰浊中阻证患者在肩井、胆俞等处拔罐各5~10分钟，再按摩丰隆3分钟。

心绞痛

心绞痛是心肌暂时性缺血、缺氧而引起的胸骨后疼痛。典型的心绞痛发作，多在劳动或兴奋时、受寒或饱餐后突然发生，疼痛位于胸骨上段或中段之后，亦可波及大部分心前区，可放射至肩、上腰、颈或背，以左肩或左上肢由前臂内侧直达小指与无名指较多见。

扫二维码看视频

心绞痛因心脏供血不足引起，刮痧治疗心绞痛，应针对心绞痛的中医辨证选配刮痧搭档治疗效果更好。但是，持续的心绞痛应立即去医院就医。

私人定制刮痧配搭档

分型	症状特点	刮痧手法	刮痧搭档
虚寒 心肾阳虚	寒凝心脉，胸痛甚，遇寒则发，体寒，手足不温，冷汗出，舌质淡	补法刮痧，温热为度	加艾灸内关、膻中，摩擦肾俞
虚热 心肾阴虚	由心阴不足引起，心悸，五心烦热，口干，盗汗，面潮红，心痛时作，或灼痛，心烦不寐	补法刮痧，少量出痧即止	加按揉内关、太溪
虚实兼有 痰浊阻络	胸闷如窒，痛引背部，气短喘促，咳嗽痰多黏稠	平补平泻法刮痧，不追求出痧	加肺俞、脾俞拔罐，按摩太渊、丰隆
虚实兼有 心血瘀阻	心脉瘀阻，阵发胸痛而剧，痛有定处，时感心悸不宁，唇紫，舌质暗	平补平泻法刮痧，痧出后按压力减小	加心俞、膈俞刺络放血

刮拭部位

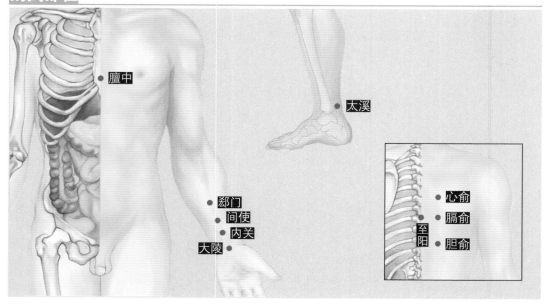

膻中 太溪 郄门 间使 内关 大陵 心俞 膈俞 至阳 胆俞

按揉大陵 5 分钟

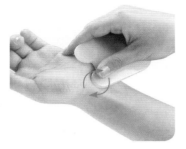

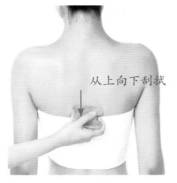

从上向下刮拭

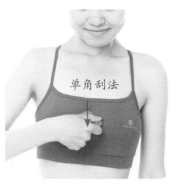

单角刮法

1 用平面按揉法按揉手腕部大陵、内关。用大拇指用力地掐揉大鱼际 5 分钟。

2 用按压力大的手法从上向下刮拭背部至阳或按揉至阳。用面刮法刮拭心俞。

3 用单角刮法从上向下刮拭胸部膻中。

日常刮痧方法

方法一　刮拭背部、胸部经穴

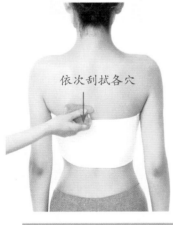

依次刮拭各穴

1 用面刮法从上向下刮拭背部心俞、膈俞、胆俞。

2 用单角刮法从上向下刮拭胸部膻中。

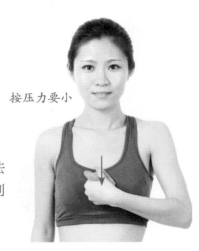

按压力要小

方法二　刮拭四肢经穴

1 用面刮法从上向下刮拭上肢心包经郄门至间使、内关。

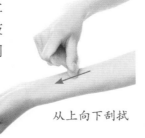

从上向下刮拭

2 用平面按揉法按揉太溪。

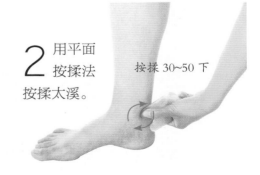

按揉 30~50 下

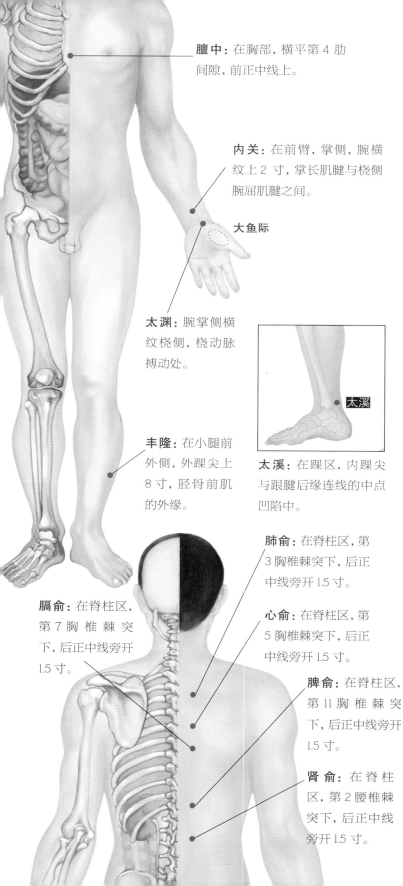

膻中：在胸部，横平第 4 肋间隙，前正中线上。

内关：在前臂，掌侧，腕横纹上 2 寸，掌长肌腱与桡侧腕屈肌腱之间。

大鱼际

太渊：腕掌侧横纹桡侧，桡动脉搏动处。

太溪

丰隆：在小腿前外侧，外踝尖上 8 寸，胫骨前肌的外缘。

太溪：在踝区，内踝尖与跟腱后缘连线的中点凹陷中。

肺俞：在脊柱区，第 3 胸椎棘突下，后正中线旁开 1.5 寸。

心俞：在脊柱区，第 5 胸椎棘突下，后正中线旁开 1.5 寸。

脾俞：在脊柱区，第 11 胸椎棘突下，后正中线旁开 1.5 寸。

膈俞：在脊柱区，第 7 胸椎棘突下，后正中线旁开 1.5 寸。

肾俞：在脊柱区，第 2 腰椎棘突下，后正中线旁开 1.5 寸。

刮痧搭档

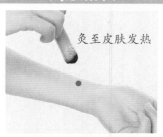

灸至皮肤发热

心肾阳虚证患者每天艾灸内关、膻中各 5~10 分钟。每天双手摩擦肾俞 3 分钟。

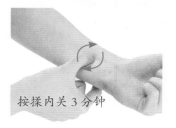

按揉内关 3 分钟

心肾阴虚证患者，按揉内关、太溪各 3 分钟。

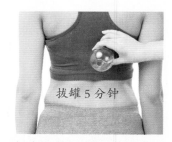

拔罐 5 分钟

痰浊阻络证患者在脾俞、肺俞拔罐各 5 分钟。每天按摩太渊、丰隆各 3 分钟。

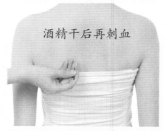

酒精干后再刺血

心血瘀阻证患者在心俞、膈俞处刺络放血。

心悸

心悸指自觉心慌不安，不能自主，并感觉到心脏跳动的一种症状。一般呈阵发性，每因情绪波动或劳累过度而发作。心悸可见于各种原因引起的心律失常，如风湿性心脏病、心脏神经官能症、贫血和甲状腺功能亢进等疾病。心悸多呈阵发性，也有持续者，可伴有胸闷胸痛、气短喘息，或头晕失眠等症。

刮痧有助于缓解心悸的症状，症状缓解后，还应针对引起心悸的原发病症进行治疗。

私人定制刮痧配搭档

分型	症状特点	刮痧手法	刮痧搭档
虚 血虚心悸	心悸，头晕眼花，面色苍白，头晕目眩，乏力气短，心中烦热，少寐多梦	补法刮痧，不追求出痧	加艾灸内关、神门
实 痰火心悸	心悸时发时止，易受惊，胸闷烦躁，失眠多梦，口干苦，大便秘结，小便短赤	用按压力大的手法刮痧	加心俞、胆俞、脾俞拔罐，按揉丰隆
虚 气虚心悸	心悸气短，善恐易惊，乏力神倦，休息症状减轻	补法刮痧，不追求出痧	加按摩内关、足三里
虚实兼有 血瘀心悸	心悸持续多年，动则气短，阵发胸痛、胸闷，面色晦暗或有色斑，舌有瘀点	用按压力大、速度慢的手法刮痧	加心俞、膈俞处刺络放血，按揉太冲

刮拭部位

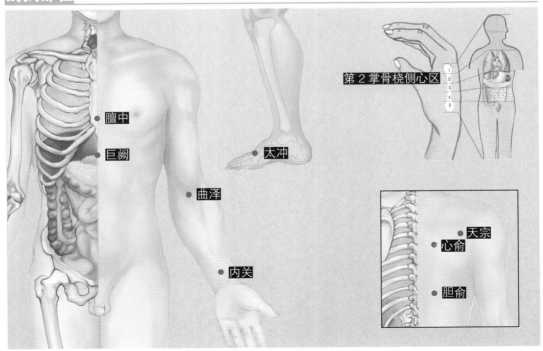

第 2 掌骨桡侧心区

膻中

巨阙

太冲

曲泽

内关

天宗

心俞

胆俞

快速改善心悸症状

方法一　按揉第 2 掌骨桡侧心区

用刮痧板长边垂直按揉第 2 掌骨桡侧心区。仔细在心区内寻找疼痛敏感点，重点按揉疼痛敏感点。

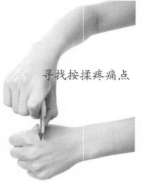

寻找按揉疼痛点

方法二　刮拭背部经穴

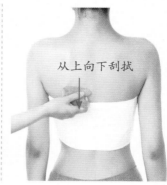

从上向下刮拭

用面刮法从上向下刮拭背部天宗、心俞。

日常刮痧方法

方法一　刮拭背部、胸部经穴

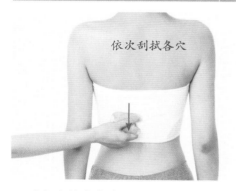

依次刮拭各穴

1 用面刮法先自上而下刮拭背部心俞至胆俞。

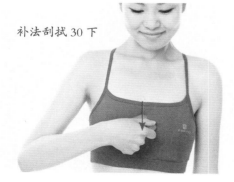

补法刮拭 30 下

2 以单角刮法由膻中刮至巨阙。

方法二　刮拭四肢经穴

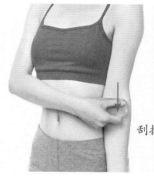

刮拭曲泽

1 以面刮法从上向下刮拭上肢曲泽、内关。

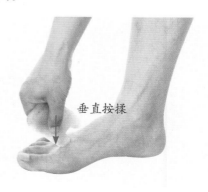

垂直按揉

2 垂直按揉足背太冲。

神门：在腕前区，腕掌侧远端横纹尺侧端，尺侧腕屈肌腱的桡侧缘。

内关：在前臂，掌侧，腕横纹上2寸，掌长肌腱与桡侧腕屈肌腱之间。

足三里：在小腿前外侧，犊鼻下3寸，犊鼻与解溪连线上。

丰隆：在小腿前外侧，外踝尖上8寸，胫骨前肌的外缘。

太冲：在足背，第1、2跖骨间，跖骨底接合部前方凹陷中，或触及动脉搏动处。

心俞：在脊柱区，第5胸椎棘突下，后正中线旁开1.5寸。

膈俞：在脊柱区，第7胸椎棘突下，后正中线旁开1.5寸。

胆俞：在脊柱区，第10胸椎棘突下，后正中线旁开1.5寸。

脾俞：在脊柱区，第11胸椎棘突下，后正中线旁开1.5寸。

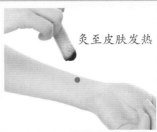

灸至皮肤发热

血虚心悸证患者每天艾灸内关、神门各5~10分钟。

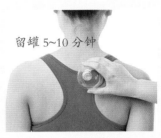

留罐5~10分钟

痰火心悸证患者在心俞、胆俞、脾俞处各拔罐5~10分钟，再按揉丰隆3分钟。

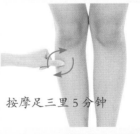

按摩足三里5分钟

气虚心悸证患者每天按摩内关、足三里各5分钟。

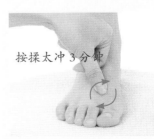

按揉太冲3分钟

血瘀心悸证患者在心俞、膈俞处刺络放血，再按揉太冲3分钟。

低血压

收缩压低于 12 千帕（90 毫米汞柱），舒张压低于 8 千帕（60 毫米汞柱）为低血压。常没有明显的自觉症状，部分人会感觉头晕、四肢乏力、心悸气短、易疲劳。气血不足者易患此病。低血压宜用补法刮痧，以激发经气，补益脏腑，生化气血。

私人定制刮痧配搭档

分型	症状特点	刮痧手法	刮痧搭档
虚 气虚阳虚	面色苍白，头晕目眩，心悸失眠，耳鸣，健忘，腰膝酸软	补法刮痧，不追求出痧	加艾灸关元、神阙，摩擦肾俞
虚 气阴两虚	头晕目眩，精神萎靡，口干咽燥，面色萎黄，心悸失眠，食欲不振	补法刮痧，出痧即停	加艾灸肾俞、太溪，按揉内关、足三里

刮拭部位

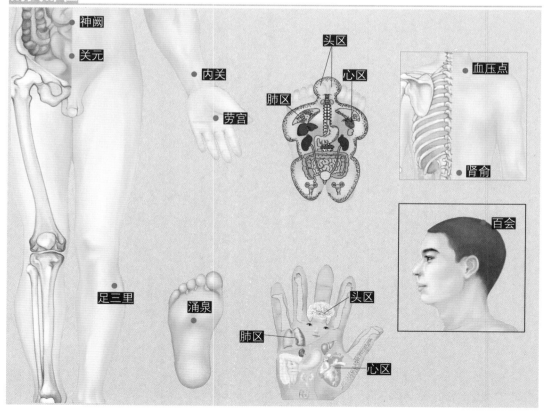

快速缓解低血压引起的不适
方法一　刮拭头颈部穴位

用补法按揉头顶百会，再用补法按揉颈部双侧血压点。

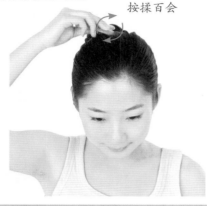

按揉百会

方法二　刮拭四肢和手掌经穴

1 用平面按揉法按揉内关、劳宫。

缓慢按揉内关

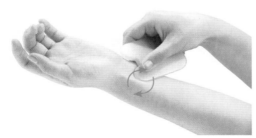

2 以平面按揉法按揉下肢足三里、足底涌泉。

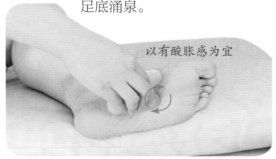

以有酸胀感为宜

日常刮痧方法
方法一　刮拭手掌、足底全息穴区

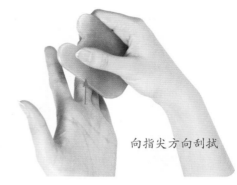

向指尖方向刮拭

以面刮法或平面按揉法依次刮拭手掌和足底头区、肺区、心区。

方法二　刮拭腰部、腹部经穴

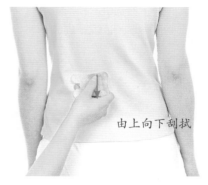

由上向下刮拭

1 用面刮法从上向下刮拭腰部肾俞。

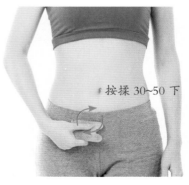

按揉 30~50 下

2 用平面按揉法按揉腹部神阙、关元。

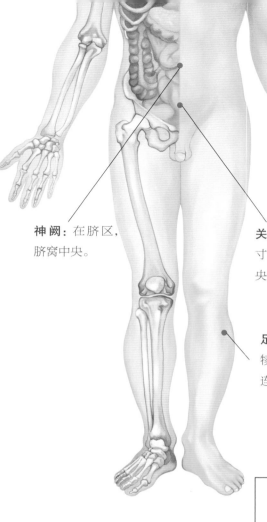

神阙：在脐区，脐窝中央。

关元：在下腹部，脐中下 3 寸，前正中线上，即肚脐中央向下 4 横指处。

足三里：在小腿前外侧，犊鼻下 3 寸，犊鼻与解溪连线上。

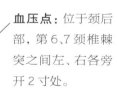

血压点：位于颈后部，第 6、7 颈椎棘突之间左、右各旁开 2 寸处。

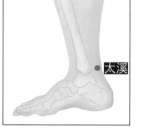

太溪：在踝区，内踝尖与跟腱后缘连线的中点凹陷中。

肾俞：在脊柱区，第 2 腰椎棘突下，后正中线旁开 1.5 寸。

刮痧搭档

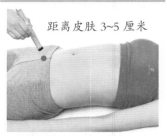

距离皮肤 3~5 厘米

气虚阳虚证患者艾灸关元、神阙各 5~10 分钟。每天用双手掌摩擦肾俞 5 分钟。

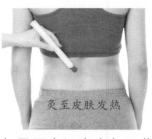

灸至皮肤发热

气阴两虚证患者每天艾灸肾俞、太溪各 5~10 分钟，按揉内关、足三里各 3 分钟。

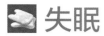 # 失眠

失眠是由于脏腑功能紊乱、气血亏虚、阴阳失调等导致的夜不能寐。轻者入睡困难或者极易醒，醒后很难再入睡；重者彻夜难眠，或者整晚做噩梦，严重影响睡眠质量。长期失眠会导致头痛、头昏、心悸、健忘、多梦等。

私人定制刮痧配搭档

分型	症状特点	刮痧手法	刮痧搭档
虚 心脾两虚	头晕神疲，虚烦不寐，健忘，耳鸣，面色少华，饮食无味，形寒肢冷	补法刮痧，不追求出痧	加艾灸脾俞、三阴交，按揉神门
虚 阴虚火旺	虚烦不寐，或稍寐即醒，手足心热，惊悸，健忘，口干咽燥，腰酸腿软，头晕耳鸣	补法刮痧，痧出即停	加按揉大陵、太溪
实 痰热内扰	睡眠不实，脘痞，心中懊恼，甚则呕哕痰涎，头晕目眩，舌苔黄腻	平补平泻法刮痧	加脾俞、胃俞拔罐，按摩中脘、丰隆、厉兑
实 心肝火旺	烦躁易怒，入眠艰难，目赤耳鸣，头晕而痛，胁痛口苦，舌苔黄腻	平补平泻法刮痧	加心俞、胆俞拔罐，按揉劳宫、行间

刮拭部位

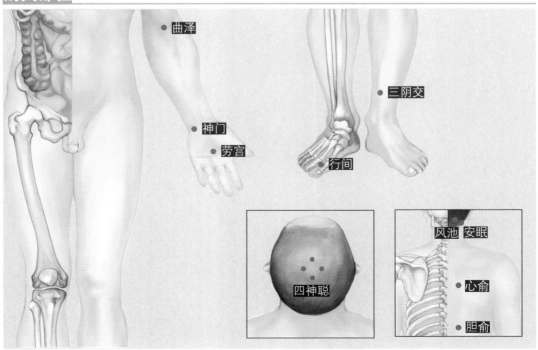

日常刮痧方法
方法一　刮拭全头、足底

1 每日晨起用面刮法刮拭全头部经脉，用水牛角刮痧板梳按侧头部从前向后下方刮、头顶部百会向前刮、后头部从上向下的顺序刮拭。

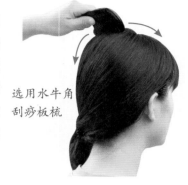

选用水牛角刮痧板梳

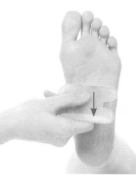

睡前刮拭 3~5 分钟

2 每晚睡前刮拭全足底。

方法三　刮拭四肢经穴

1 用面刮法从上向下刮拭上肢心包经曲泽，按揉劳宫，心经神门。

刮拭曲泽

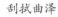

刮拭三阴交

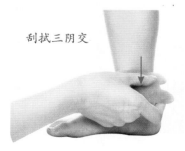

2 用面刮法从上向下刮拭下肢脾经三阴交，垂直按揉足背行间。

方法二　刮拭头部、背部经穴

刮拭 30 下

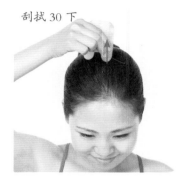

1 用单角刮法刮拭头顶四神聪。

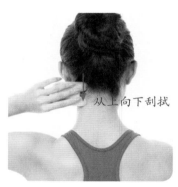

从上向下刮拭

2 用单角刮法刮后头部风池、安眠。

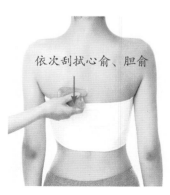

依次刮拭心俞、胆俞

3 用面刮法自上向下刮拭背部心俞、胆俞。

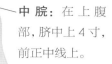

中脘： 在上腹部，脐中上4寸，前正中线上。

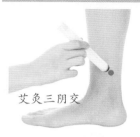

艾灸三阴交

心脾两虚证患者每天艾灸脾俞、三阴交，按揉神门5~10分钟。

神门： 在腕前区，腕横纹尺侧，尺侧腕屈肌腱的桡侧缘。

丰隆： 在小腿前外侧，外踝尖上8寸，胫骨前肌的外缘。

劳宫： 手掌心，第2、3掌骨之间，偏于第3掌骨，握拳屈指时，中指尖所对处。

大陵： 在腕前区，腕掌侧远端横纹中，掌长肌腱与桡侧腕屈肌腱之间。

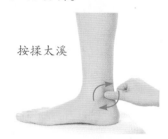

按揉太溪

阴虚火旺证患者按揉大陵、太溪各3分钟。

厉兑： 在足趾，第2趾末节外侧，趾甲根角侧后方0.1寸（指寸）。

行间： 在足背，第1、2趾间，趾蹼缘后方赤白肉际处。

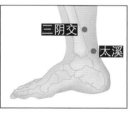

三阴交　太溪

三阴交： 在小腿内侧，内踝尖上3寸，胫骨内侧缘后际。

太溪： 在踝区，内踝尖与跟腱后缘连线的中点凹陷中。

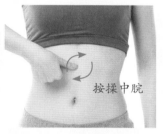

按揉中脘

痰热内扰证患者按摩中脘、丰隆、厉兑各5分钟。脾俞、胃俞拔罐5~10分钟。

安眠： 在项部，翳风和风池连线的中点处。

心俞： 在脊柱区，第5胸椎棘突下，后正中线旁开1.5寸。

胆俞： 在脊柱区，第10胸椎棘突下，后正中线旁开1.5寸。

脾俞： 在脊柱区，第11胸椎棘突下，后正中线旁开1.5寸。

胃俞： 在脊柱区，第12胸椎棘突下，后正中线旁开1.5寸。

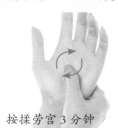

按揉劳宫3分钟

心肝火旺证患者在心俞、胆俞拔罐5~10分钟，再按揉劳宫、行间各3分钟。

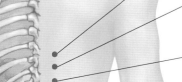

头痛

头痛是很多疾病都可以引起的一种自觉症状，局部疾病如颅内脑实质疾患、脑血管疾患、脑膜疾患、眼耳鼻咽疾患；感染中毒性疾病、心血管系统疾病如高血压、动脉硬化；机能性疾病如神经衰弱、偏头痛、精神紧张性头痛、癔病和癫痫后头痛。无论何种原因引起的头痛，均与循行于头部的经脉气血失调、气滞血瘀有关。因此，刮拭寻找并疏通头部和头部对应区的疼痛区域可以快速缓解头痛症状。久治不愈的头痛应及时去医院就诊，查明病因。

扫二维码看视频

私人定制刮痧配搭档

分型	症状特点	刮痧手法	刮痧搭档
虚实兼有 血瘀头痛	头痛迁延日久，或头部有外伤史，痛有定处如锥刺	平补平泻法刮痧，痧出后改为补法刮痧	加针刺膈俞放血
实 肝阳头痛	头痛目眩，情志不舒，心烦易怒，面赤口苦	用按压力大、速度慢的手法刮痧	加风池拔罐，且按揉合谷、行间
虚 血虚头痛	头昏空痛，痛势绵绵，休息痛减，神疲乏力，面色不华，劳则加甚	补法刮痧，不追求出痧	加按揉太阳、合谷，且灸气海、足三里
虚实兼有 痰浊头痛	头痛昏蒙如裹，胸脘痞闷，恶心，呕吐痰涎，便溏	用按压力大、速度慢的手法刮痧，不追求出痧	加脾俞、胃俞、中脘拔罐

刮拭部位

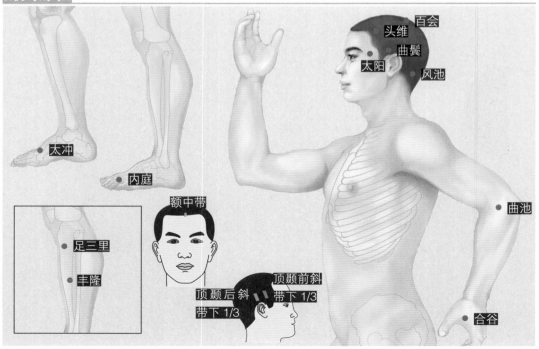

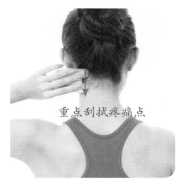

重点刮拭疼痛点

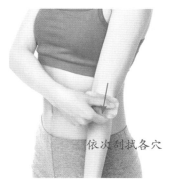

依次刮拭各穴

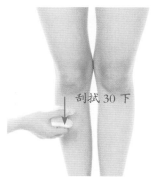

刮拭 30 下

1 用单角刮法从上向下刮拭风池，从风池刮至颈根部。有疼痛和结节等阳性反应区域需重点刮拭。

2 用面刮法从上向下刮拭曲池、合谷，下肢太冲。

3 痰浊头痛加刮足三里、内庭、丰隆。

方法二　刮拭全头，寻找疼痛点重点刮拭

1 用水牛角刮痧板梳以面刮法刮拭全头，先刮侧头部，重点刮拭头维、曲鬓；再从百会处向前刮至前头发际处，向后下刮至后头发际处。每个部位刮拭20~30 下，至头皮处有微热感。重点刮拭百会及疼痛敏感点。

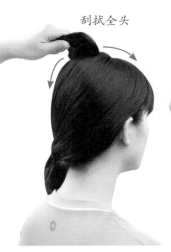

刮拭全头

2 用厉刮法刮拭前额正中额中带，侧头部的顶颞前、后斜带的下 1/3 。

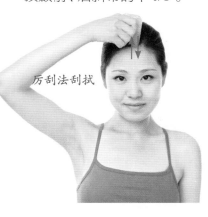

厉刮法刮拭

按揉 3 分钟

3 用平面按揉法按揉太阳。

重点提示

1. 头部有头发覆盖，可不涂刮痧油，如头发稀少或秃顶，可涂适量刮痧油。
2. 偏头痛需重点刮拭侧头部，并在侧头部寻找疼痛点。
3. 头皮有疖肿处应避开。

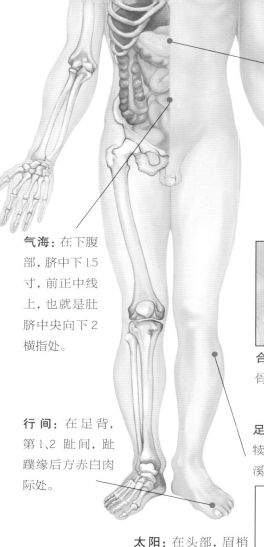

中脘：在上腹部，脐中上4寸，前正中线上。

气海：在下腹部，脐中下1.5寸，前正中线上，也就是肚脐中央向下2横指处。

行间：在足背，第1、2趾间，趾蹼缘后方赤白肉际处。

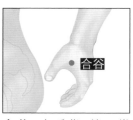

合谷：在手背，第2掌骨桡侧中点处。

足三里：在小腿前外侧，犊鼻下3寸，犊鼻与解溪连线上。

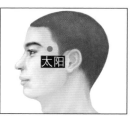

太阳：在头部，眉梢与目外眦之间，向后约1横指的凹陷中。

风池：在颈后区，枕骨下，胸锁乳突肌与斜方肌上端之间的凹陷中。

膈俞：在脊柱区，第7胸椎棘突下，后正中线旁开1.5寸。

脾俞：在脊柱区，第11胸椎棘突下，后正中线旁开1.5寸。

胃俞：在脊柱区，第12胸椎棘突下，后正中线旁开1.5寸。

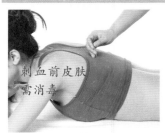

刺血前皮肤需消毒

血瘀证头痛患者在膈俞处针刺放血。

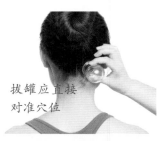

拔罐应直接对准穴位

肝阳证头痛患者在风池处拔罐5~10分钟，再按揉合谷、行间各3~5分钟。

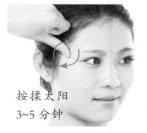

按揉太阳3~5分钟

血虚证头痛患者按揉太阳、合谷各3~5分钟，再艾灸气海、足三里各5~10分钟。

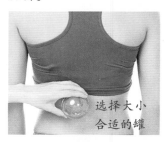

选择大小合适的罐

痰浊证头痛患者在脾俞、胃俞、中脘等处拔罐5~10分钟。

面神经麻痹

面神经麻痹俗称面瘫，通常表现为一侧面部肌肉麻痹，口眼㖞斜。面瘫有中枢性和周围性之分，中枢性面神经麻痹与脑神经损伤有关。周围性面神经麻痹是颈乳突孔内急性非化脓性的面神经炎。两种面神经麻痹均可照此方法刮痧，但是中枢性面神经麻痹还要针对损伤的脑神经另增加治疗部位。

私人定制刮痧配搭档

分型	症状特点	刮痧手法	刮痧搭档
寒 风寒面瘫	起病急，有受风寒史，清晨发现口眼㖞斜，病侧眼睑不能闭合，眼泪外溢，说话漏风，口角流涎	平补平泻法刮痧	加艾灸颊车、地仓
热 风热面瘫	发病前常有病侧耳内、耳后完骨处疼痛，继而发现面瘫。口苦，大便干燥，小便短赤	平补平泻法刮痧	加闪罐颊车、地仓，且在风池拔罐
虚 气虚面瘫	由气血两虚引起，口眼㖞斜，日久不复，头晕乏力，纳差胃呆，心悸眼花	补法刮痧	加按揉颊车、地仓、列缺
虚实兼有 痰瘀互阻面瘫	口眼㖞斜，头痛，肢体麻木，头晕，神疲乏力，纳呆	有补有泻，疼痛减轻即改为补法刮痧	加风池拔罐，且按揉翳风

刮拭部位

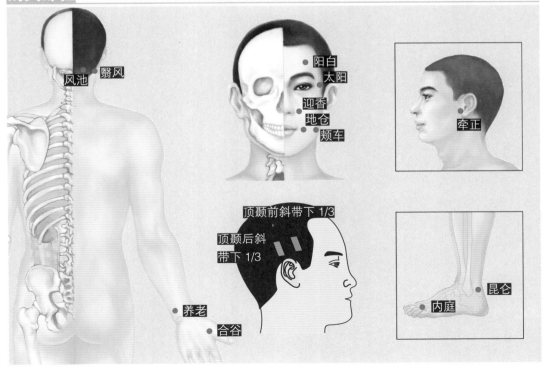

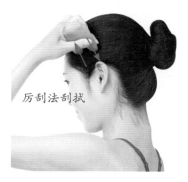

厉刮法刮拭

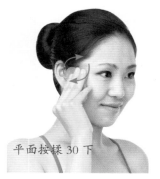

平面按揉 30 下

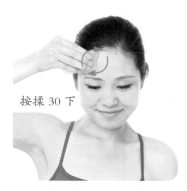

按揉 30 下

1 用厉刮法刮拭双侧头部顶颞前、后斜带下 1/3 。

2 用刮痧板角部平面按揉患侧奇穴太阳和牵正。

3 平面按揉患侧阳白、迎香、地仓，用平刮法从地仓刮至颊车。再用单角刮法刮拭患侧翳风、风池。

方法二　刮拭四肢经穴

1 用面刮法从上向下刮拭上肢养老，用平面按揉法按揉合谷。

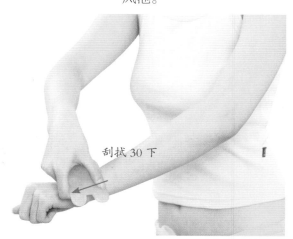

刮拭 30 下

特别提示

1. 面部经穴用美容刮痧乳做介质，以缓慢的平面按揉法刮拭，不宜出痧。

2. 面神经麻痹急性期患侧用按压力小的补法轻刮，此时可刮拭面部健侧经穴。

2 平面按揉下肢昆仑，垂直按揉下肢内庭。

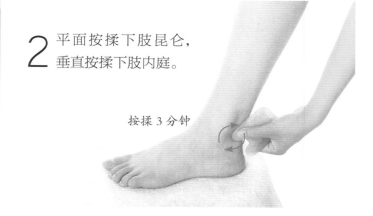

按揉 3 分钟

风池：在颈后区，枕骨下，胸锁乳突肌与斜方肌上端之间的凹陷中。

翳风：在颈部，耳垂后方，乳突下端前方凹陷中。

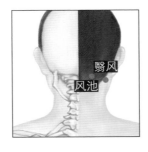

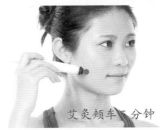

艾灸颊车5分钟

风寒证面瘫患者每天艾灸颊车、地仓各5分钟。

地仓：在面部，当口角旁开0.4寸（指寸），上直对瞳孔。

颊车：在面部，下颌角前上方约1横指（中指）。

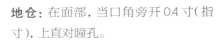

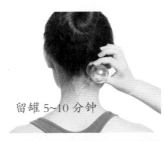

留罐5~10分钟

风热证面瘫患者在风池处拔罐5分钟。然后在颊车、地仓处闪罐。

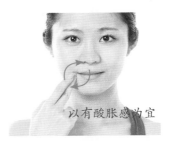

以有酸胀感为宜

气虚证面瘫患者每天按揉颊车、地仓、列缺各3分钟。

列缺：腕掌侧远端横纹上1.5寸，拇短伸肌腱与拇长展肌腱之间，拇长展肌腱沟的凹陷中。

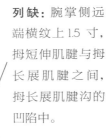

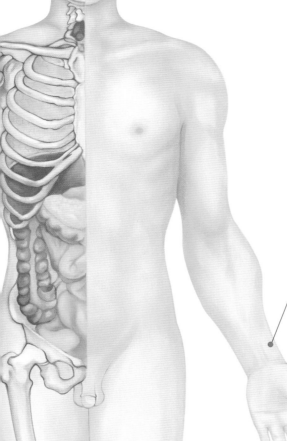

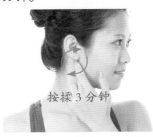

按揉3分钟

痰瘀互阻证面瘫患者在风池处拔罐5~10分钟，每天按揉翳风3分钟。

食欲不振

食欲不振，就是进食的欲望降低。急性、慢性胃炎，饮食所伤，食积，疲劳过度，情绪变化以及很多疾病（如胃癌、肝病、肾病、神经性厌食、药物的副作用等）都可以引起食欲不振。

私人定制刮痧配搭档

分型	症状特点	刮痧手法	刮痧搭档
虚 脾胃虚寒	食少纳差，喜热饮，泛恶欲吐，胃脘胀闷隐痛，腹痛肠鸣，大便溏薄，畏寒肢冷	补法刮痧	加艾灸中脘、气海，且按揉足三里
实 食积气滞	不思饮食，口苦口臭，嗳气酸腐，胸胁胀满，腹胀，烦躁易怒，大便秘结、臭秽	用按压力大、速度慢的手法刮痧	加大椎、胃俞拔罐
虚 气阴两虚	面色萎黄欠光泽，多食则饱胀，嗳气时作，大便溏薄，苔薄白；或饥不欲食，口渴喜饮，唇红干燥，大便干结	补法刮痧，不追求出痧	加按揉足三里、阴陵泉
虚实兼有 痰湿困脾	不思饮食，口甘黏腻，厌恶油腻，脘腹痞闷，身重乏力，倦怠懒言，大便黏腻不爽	平补平泻法刮痧，有补有泻	加脾俞、胃俞拔罐，按揉丰隆，四缝刺络放血

刮拭部位

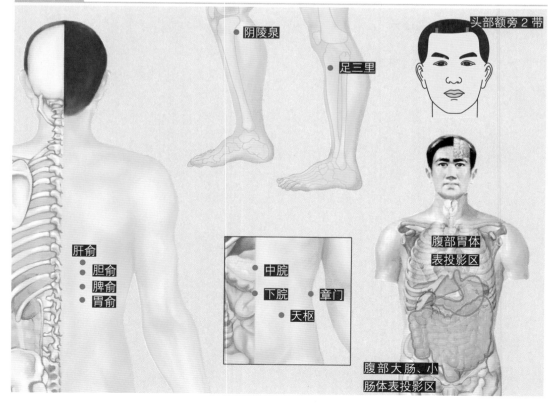

阴陵泉
足三里
头部额旁2带
肝俞 胆俞 脾俞 胃俞
中脘 下脘 章门 天枢
腹部胃体表投影区
腹部大肠、小肠体表投影区

1 用厉刮法刮拭头部额旁 2 带。

厉刮法刮拭

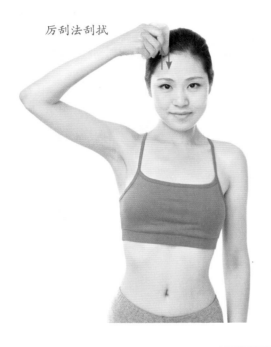

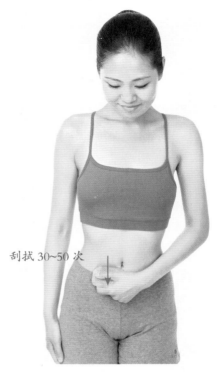

刮拭 30~50 次

2 用面刮法从上向下刮拭腹部胃、大小肠体表投影区。

方法二　刮拭背部、腹部、下肢经穴

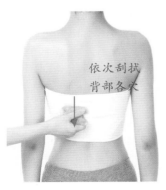

依次刮拭背部各穴

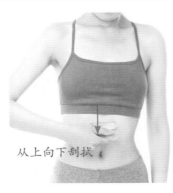

从上向下刮拭

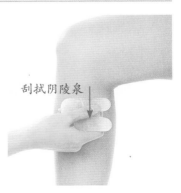

刮拭阴陵泉

1 刮拭背部双侧肝俞、胆俞、脾俞、胃俞。

2 用面刮法从上向下刮拭或用平面按揉法按揉腹部中脘、下脘、天枢、章门。

3 用面刮法自上而下刮拭下肢足三里、阴陵泉。

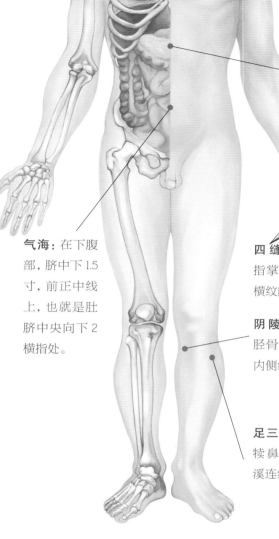

中脘：在上腹部，脐中上4寸，前正中线上。

气海：在下腹部，脐中下1.5寸，前正中线上，也就是肚脐中央向下2横指处。

四缝：在手指，第2~5指掌面的近侧指间关节横纹的中央，一手4穴。

阴陵泉：在小腿内侧，胫骨内侧髁下缘与胫骨内侧缘之间的凹陷中。

足三里：在小腿前外侧，犊鼻下3寸，犊鼻与解溪连线上。

大椎：在脊柱区，第7颈椎棘突下凹陷中，后正中线上。

脾俞：在脊柱区，第11胸椎棘突下，后正中线旁开1.5寸。

胃俞：在脊柱区，第12胸椎棘突下，后正中线旁开1.5寸。

刮痧搭档

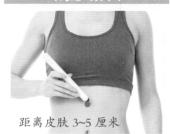

距离皮肤3~5厘米

脾胃虚寒证患者每天艾灸中脘、气海各5~10分钟，按揉足三里3分钟。

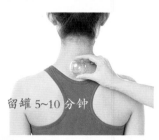

留罐5~10分钟

食积气滞证患者在大椎、胃俞各拔罐5~10分钟。

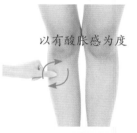

以有酸胀感为度

气阴两虚证患者每天按揉足三里、阴陵泉各3分钟。

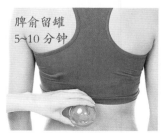

脾俞留罐5~10分钟

痰湿困脾证患者在脾俞、胃俞各拔罐5~10分钟，按揉丰隆，四缝刺络放血。

胃脘痛

胃脘痛是以胃脘部疼痛为主要症状的消化道病症。对于很多急慢性胃炎、胃痉挛性疼痛，刮痧能快速缓解症状，并能行气化瘀，清热利湿，调节胃肠功能，有健脾和胃的作用。对于因急腹症所致胃痛患者，或刮痧后胃脘痛症状不缓解者应及时去医院就诊，查明原因，以免贻误病情。

私人定制刮痧配搭档

分型	症状特点	刮痧手法	刮痧搭档
虚 寒 寒凝气滞	畏寒喜暖，热敷痛减，口不渴或喜热饮，手足不温	平补平泻法刮痧，出痧即改为补法刮拭	加艾灸中脘、气海
虚 热 阴虚内热	胃脘隐隐灼痛，空腹时重，饥不欲食，口干喜饮，消瘦乏力，大便干燥，或见手足心热	平补平泻法刮痧，出痧即改为补法刮拭	加按揉阴陵泉、三阴交、足三里
虚 脾胃气虚	胃痛隐隐，喜按，泛吐清水，纳食减少，神疲乏力，大便溏薄	补法刮痧	加按揉气海、足三里
实 热 食积内热	有暴饮暴食史，胃脘胀闷，疼痛拒按，嗳气或呕吐酸腐，或疼痛剧烈，便秘或夹有不消化食物	平补平泻手法刮痧	加中脘、脾俞、胃俞拔罐

刮拭部位

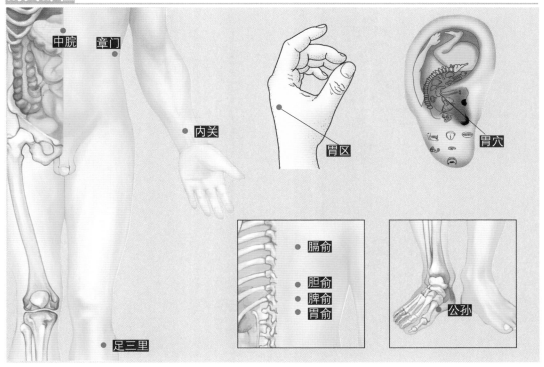

中脘　章门　内关　胃区　胃穴　膈俞　胆俞　脾俞　胃俞　公孙　足三里

快速缓解胃痛法
刮拭耳部、手部全息穴区

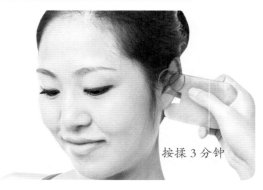

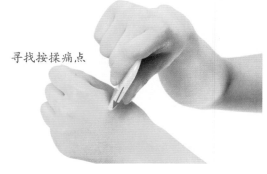

寻找按揉痛点

按揉 3 分钟

1 用垂直按揉法按揉耳部胃穴。

2 用垂直按揉法按揉手部第 2 掌骨桡侧胃区。

日常刮痧方法
方法一　刮拭腹部、背部经穴

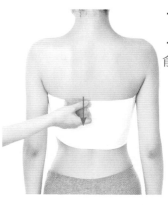

1 用面刮法从上向下刮拭背部膀胱经膈俞、胆俞、脾俞、胃俞。

从上向下刮拭

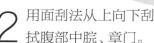

刮拭中脘

2 用面刮法从上向下刮拭腹部中脘、章门。

方法二　刮拭四肢经穴

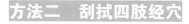

1 用面刮法从上向下刮拭上肢内关。

刮至穴位有酸胀感最好

2 用面刮法从上向下刮拭下肢足三里、行间、公孙。

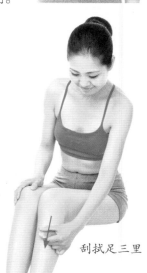

刮拭足三里

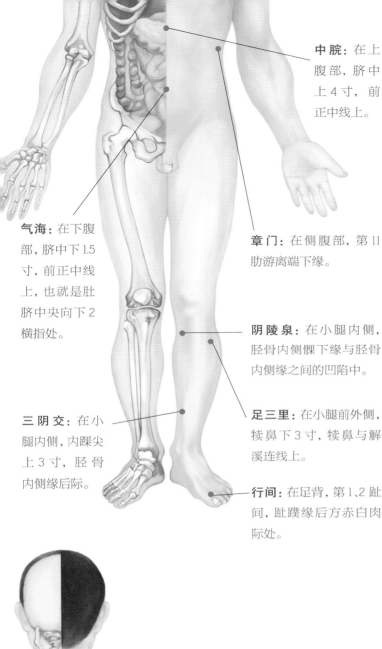

中脘：在上腹部，脐中上4寸，前正中线上。

气海：在下腹部，脐中下1.5寸，前正中线上，也就是肚脐中央向下2横指处。

三阴交：在小腿内侧，内踝尖上3寸，胫骨内侧缘后际。

章门：在侧腹部，第11肋游离端下缘。

阴陵泉：在小腿内侧，胫骨内侧髁下缘与胫骨内侧缘之间的凹陷中。

足三里：在小腿前外侧，犊鼻下3寸，犊鼻与解溪连线上。

行间：在足背，第1、2趾间，趾蹼缘后方赤白肉际处。

脾俞：在脊柱区，第11胸椎棘突下，后正中线旁开1.5寸。

胃俞：在脊柱区，第12胸椎棘突下，后正中线旁开1.5寸。

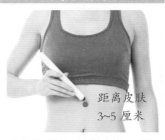

距离皮肤3~5厘米

寒凝气滞证患者艾灸中脘、气海各5~10分钟。

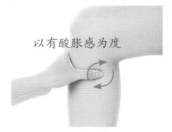

以有酸胀感为度

阴虚内热证患者每天按揉阴陵泉、三阴交、足三里各3分钟。

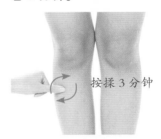

按揉3分钟

脾胃气虚证患者每天用双手掌摩擦温热后按摩上腹部及气海100下，再按揉足三里3分钟。

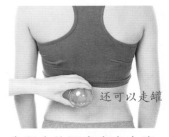

还可以走罐

食积内热证患者在中脘、脾俞、胃俞等处拔罐各5~10分钟。

呃逆

呃逆俗称"打嗝儿"，是气逆上冲胸膈，致喉间呃逆连声，声短而频，不能自制的症状。常见于正常人吸入冷空气时。呃逆是由胃肠神经官能失调，或胃肠、腹膜、纵隔、食管及中枢神经系统等疾病引起膈肌痉挛所致。

中医刮痧治疗呃逆要理气和胃，降逆止呃。

私人定制刮痧配搭档

分型	症状特点	刮痧手法	刮痧搭档
实热 胃火上逆	呃逆之声响亮而频繁，口渴便秘，小便黄赤	用按压力大、速度慢的手法刮痧	加膈俞、胃俞拔罐，按揉陷谷
虚寒 脾胃阳虚	呃逆之声低弱而缓，过食生冷，手足不温，食少神倦	补法刮痧	加艾灸气海、梁门
实热 肝火上逆	呃逆连声，上冲胸胁，胀闷不舒，常因情志不畅而诱发或加重	用按压力大、速度慢的手法刮痧	加膈俞、肝俞处拔罐，按揉期门、太冲

刮拭部位

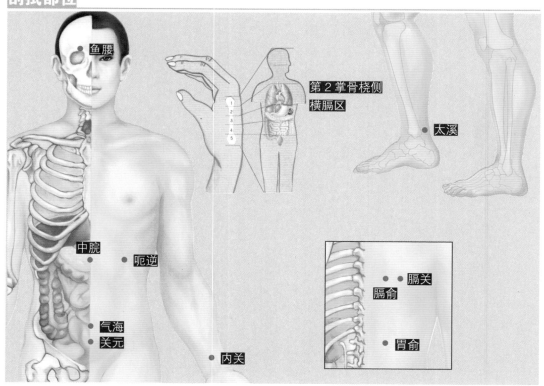

鱼腰
第2掌骨桡侧
横膈区
太溪
中脘
呃逆
气海
关元
内关
膈关
膈俞
胃俞

快速止逆法
刮拭手部、胸部、面部全息穴区及经穴

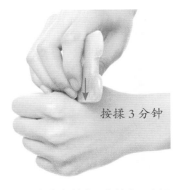

按揉 3 分钟

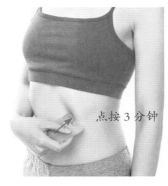

点按 3 分钟

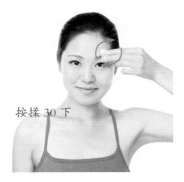

按揉 30 下

1 用垂直按揉法按揉手部第 2 掌骨桡侧肝区和心区之间的横膈区。

2 用刮痧板单角点按胸部双侧呃逆。

3 用平面按揉法按揉眉中鱼腰，将刮痧板边缘放在鱼腰上，仔细寻找疼痛点，缓慢地按揉疼痛点。

久呃不止者
加刮腹部、上肢、足部经穴

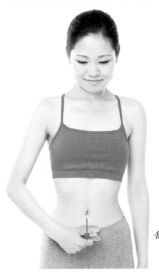

1 从上向下刮拭腹部气海至关元。

刮拭至局部温热

按揉太溪

2 用平面按揉法按揉上肢内关，足部肾经太溪。

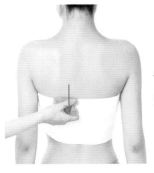

日常刮痧治疗
刮拭背部、腹部经穴

1 用面刮法自上而下刮拭背部膈俞、膈关、胃俞。

补法刮拭

2 用面刮法自上而下刮拭腹部中脘。

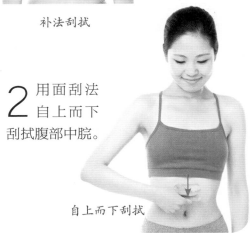

自上而下刮拭

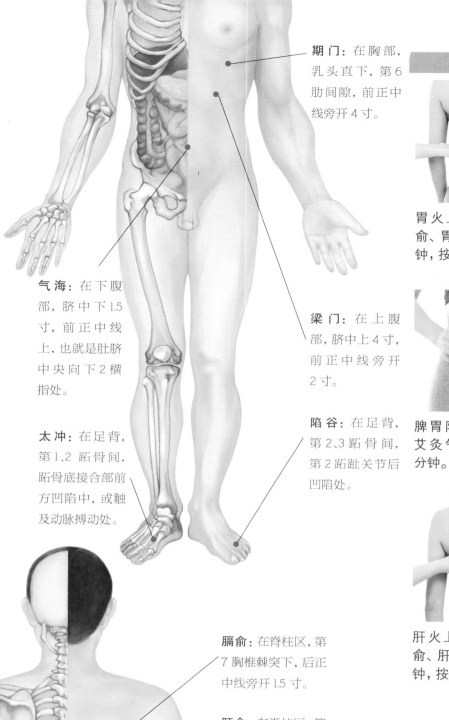

期门：在胸部，乳头直下，第6肋间隙，前正中线旁开4寸。

气海：在下腹部，脐中下1.5寸，前正中线上，也就是肚脐中央向下2横指处。

太冲：在足背，第1、2跖骨间，跖骨底接合部前方凹陷中，或触及动脉搏动处。

梁门：在上腹部，脐中上4寸，前正中线旁开2寸。

陷谷：在足背，第2、3跖骨间，第2跖趾关节后凹陷处。

膈俞：在脊柱区，第7胸椎棘突下，后正中线旁开1.5寸。

肝俞：在脊柱区，第9胸椎棘突下，后正中线旁开1.5寸。

胃俞：在脊柱区，第12胸椎棘突下，后正中线旁开1.5寸。

刮痧搭档

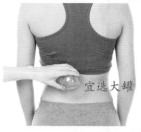

宜选大罐

胃火上逆证呃逆者在膈俞、胃俞各拔罐5~10分钟，按揉陷谷3分钟。

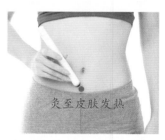

灸至皮肤发热

脾胃阳虚证呃逆者每天艾灸气海、梁门各5~10分钟。

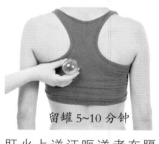

留罐5~10分钟

肝火上逆证呃逆者在膈俞、肝俞各拔罐5~10分钟，按揉期门、太冲。

胆囊炎、胆结石

胆囊炎是由细菌性感染或化学性刺激（胆汁成分改变，多由胆囊出口梗阻及胰液向胆管反流造成）引起的胆囊炎性病变，并常与胆石症同时存在。急性胆囊炎可见右肋部和上腹部持续剧烈疼痛，有时疼痛可放射至右肩胛区，常伴恶心呕吐、发热等症。刮痧可以清利肝胆、调理气机，能消除或缓解症状，促使小结石排出。

私人定制刮痧配搭档

分型	症状特点	刮痧手法	刮痧搭档
虚寒 脾肾阳虚	胁肋脘腹胀满或腹痛绵绵，喜温喜按，畏寒肢冷，食少便稀，腰膝酸软，头晕乏力	补法刮痧	加艾灸阳陵泉、丘墟
实热 肝胆湿热	右胁痛甚，痛引肩背，右上腹或胃脘部胀闷，口苦心烦，恶心呕吐，目赤或目黄，身黄，小便黄赤	用按压力大、速度慢的手法刮痧	加肝俞、胆俞拔罐，按揉日月、期门
虚实兼有 肝郁脾虚	右胁部胀痛或胃脘部隐痛不适，疼痛走窜不定，痛连肩背，每因情志变动而增减，饮食减少，嗳气泛酸	平补平泻法刮痧，痧出后即改为补法刮拭	加摩擦胸胁部，按揉胆囊、丘墟
虚实兼有 瘀血停滞	胁肋疼痛如刺，痛处不移，持续不断，入夜更甚，疼痛拒按	平补平泻法刮痧，无痧即改为补法刮痧	加膈俞、胆俞刺络放血，按揉胆囊、行间

刮拭部位

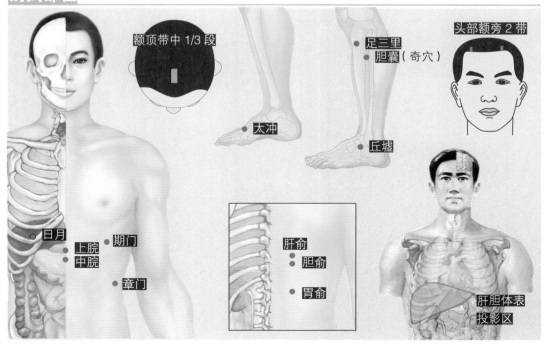

额顶带中 1/3 段

足三里
胆囊（奇穴）

太冲

丘墟

头部额旁 2 带

日月
上脘 期门
中脘
章门

肝俞
胆俞
胃俞

肝胆体表投影区

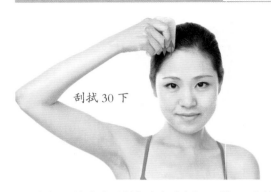

刮拭30下

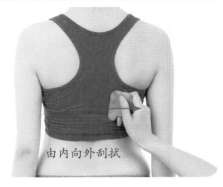

由内向外刮拭

1 用厉刮法先刮拭头部额旁2带，再刮拭头顶额顶带中1/3段。

2 用平刮法沿肋骨走向由内向外刮拭右背部和右胁肋部肝胆体表投影区。

方法二　刮拭背部、腹部经穴

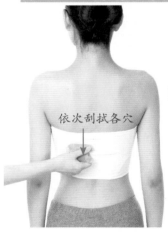

依次刮拭各穴

1 用面刮法从上向下刮拭背部肝俞、胆俞、胃俞。

2 用面刮法从上向下刮拭腹部上脘至中脘，从内向外刮拭日月、期门、章门。

从上向下刮拭

方法三　刮拭下肢经穴

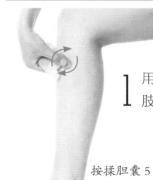

按揉胆囊5分钟

1 用平面按揉法按揉下肢胆囊，足部丘墟。

2 用面刮法从上向下刮拭足三里，用垂直按揉法按揉太冲。

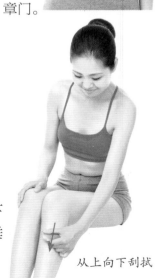

从上向下刮拭

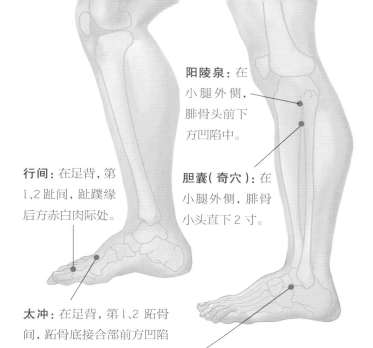

阳陵泉：在小腿外侧，腓骨头前下方凹陷中。

行间：在足背，第1、2趾间，趾蹼缘后方赤白肉际处。

胆囊（奇穴）：在小腿外侧，腓骨小头直下2寸。

太冲：在足背，第1、2跖骨间，跖骨底接合部前方凹陷中，或触及动脉搏动处。

丘墟：在踝区，外踝前下方，趾长伸肌腱的外侧凹陷中。

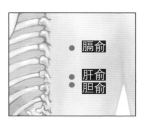

膈俞

肝俞
胆俞

膈俞：在脊柱区，第7胸椎棘突下，后正中线旁开1.5寸。

肝俞：在脊柱区，第9胸椎棘突下，后正中线旁开1.5寸。

胆俞：在脊柱区，第10胸椎棘突下，后正中线旁开1.5寸。

日月：上腹部，乳头直下，第7肋间隙。

期门：在胸部，乳头直下，第6肋间隙，前正中线旁开4寸。

刮痧搭档

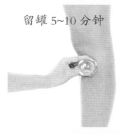

留罐5~10分钟

脾肾阳虚证患者每天艾灸阳陵泉、丘墟各5~10分钟。

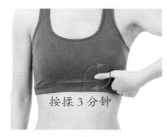

按揉3分钟

肝胆湿热证患者在肝俞、胆俞各拔罐5~10分钟，按揉日月、期门各3分钟。

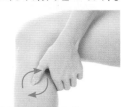

按揉胆囊3分钟

肝郁脾虚证患者双手掌从外向内摩擦胸胁部50下，按揉胆囊、丘墟各3分钟。

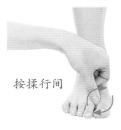

按揉行间

瘀血停滞证患者在膈俞、胆俞刺络放血，按揉胆囊、行间各3分钟。

腹泻

腹泻主要症状是大便次数增多，粪质稀薄如糜，甚至如浆水样。急慢性肠炎、肠结核、肠功能紊乱、慢性结肠炎、结肠过敏等病症都可能有腹泻出现。

腹泻分为急性和慢性两种，急性多因受寒凉，或饮食不洁，或寒凉食物进食过多导致，有时过度精神紧张也会导致腹泻。

私人定制刮痧配搭档

分型	症状特点	刮痧手法	刮痧搭档
寒 感受寒湿	急性腹泻，大便次数增多，粪便清稀，水谷相杂，口不渴或喜热饮，肠鸣腹痛拒按	补法刮痧	加艾灸神阙、阴陵泉
热 感受湿热	急性腹泻，腹痛泄泻，泻下急迫，或泻而不爽，粪色黄褐而臭，肛门灼热，口渴尿黄少	用按压力大的手法刮痧	加脾俞、大肠俞拔罐
虚 脾肾阳虚	慢性腹泻，面色萎黄，食少神疲；大便溏薄，夹有不消化食物，或黎明之时，腹部隐痛肠鸣，腹泻如注，完谷不化，腰膝酸软，怕冷	补法刮痧	加艾灸足三里、中脘、关元，且双手掌摩擦脾俞、肾俞
实 食积内停	腹痛肠鸣，泻下粪便臭如败卵，泻后痛减，脘腹胀满，嗳腐酸臭，不思饮食	用按压力大、速度慢的手法刮痧	加大肠俞拔罐，且按揉天枢、上巨虚、内庭

刮拭部位

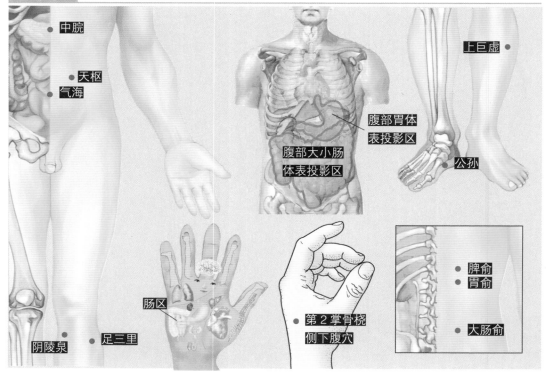

方法一　刮拭手部、腹部胃肠全息穴

1 用垂直按揉法按揉第2掌骨桡侧下腹穴，用面刮法刮拭手掌肠区。

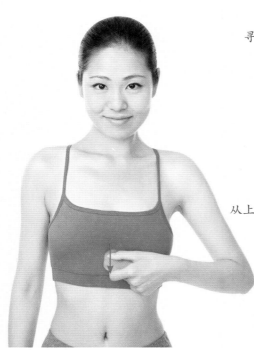

寻找并按揉痛点

从上向下刮拭

2 用面刮法从上向下刮拭腹部胃、大小肠的体表投影区。

方法二　刮拭背部、腹部、下肢经穴

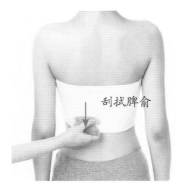

刮拭脾俞

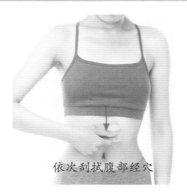

依次刮拭腹部经穴

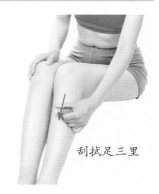

刮拭足三里

1 用面刮法从上向下刮拭背部脾俞、胃俞、大肠俞。

2 用面刮法从上向下刮拭腹部中脘至气海、双侧天枢。

3 用面刮法从上向下刮拭足三里至上巨虚，再用平面按揉法按揉双侧阴陵泉、足部公孙。

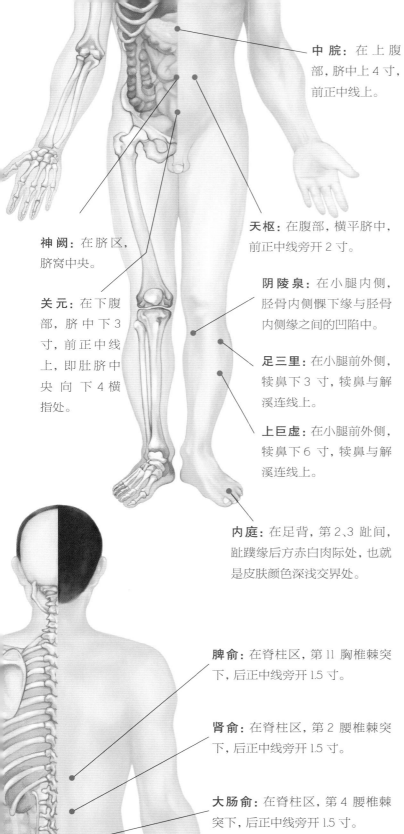

中脘： 在上腹部，脐中上 4 寸，前正中线上。

神阙： 在脐区，脐窝中央。

关元： 在下腹部，脐中下 3 寸，前正中线上，即肚脐中央向下 4 横指处。

天枢： 在腹部，横平脐中，前正中线旁开 2 寸。

阴陵泉： 在小腿内侧，胫骨内侧髁下缘与胫骨内侧缘之间的凹陷中。

足三里： 在小腿前外侧，犊鼻下 3 寸，犊鼻与解溪连线上。

上巨虚： 在小腿前外侧，犊鼻下 6 寸，犊鼻与解溪连线上。

内庭： 在足背，第 2、3 趾间，趾蹼缘后方赤白肉际处，也就是皮肤颜色深浅交界处。

脾俞： 在脊柱区，第 11 胸椎棘突下，后正中线旁开 1.5 寸。

肾俞： 在脊柱区，第 2 腰椎棘突下，后正中线旁开 1.5 寸。

大肠俞： 在脊柱区，第 4 腰椎棘突下，后正中线旁开 1.5 寸。

刮痧搭档

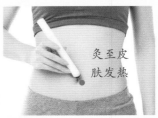

灸至皮肤发热

感受寒湿证患者每天艾灸神阙、阴陵泉各 5~10 分钟。

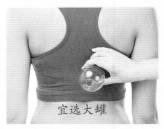

宜选大罐

感受湿热证患者在脾俞、大肠俞各拔罐 5~10 分钟。

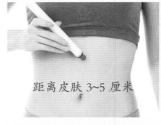

距离皮肤 3~5 厘米

脾肾阳虚证患者艾灸足三里、中脘、关元各 5~10 分钟，每天用双手掌摩擦脾俞、肾俞各 100 下。

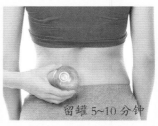

留罐 5~10 分钟

食积内停证患者在大肠俞拔罐 5~10 分钟，按揉天枢、上巨虚、内庭各 3 分钟。

腹胀

　　腹胀为自觉腹部胀满，嗳气和矢气不爽，严重时则腹部鼓胀膨隆的一种症状。腹胀可见于多种疾病，病因复杂。中医学认为，腹胀与食积气滞、脾胃气虚、痰湿凝滞、瘀血内停有关。刮痧治疗短期因食积气滞、脾胃气虚引起的腹胀效果较好，长期腹胀待查明原因后，可辅助刮痧治疗。

私人定制刮痧配搭档

分型	症状特点	刮痧手法	刮痧搭档
实 食积气滞	腹胀伴呃逆呕吐酸腐，口苦口干，便秘；腹胀部位走窜不定、时作时止，矢气则腹胀减	用按压力大、速度慢的手法刮痧	加天枢拔罐，且按揉支沟、上巨虚
虚 脾胃气虚	食欲缺乏，食后胀甚，乏力气短，腹泻或便秘	补法刮痧	加艾灸天枢、气海
虚实兼有 痰湿凝滞	顽固性腹胀伴身重乏力，大便溏泄	平补平泻法刮痧	加脾俞、胃俞拔罐，且艾灸天枢、气海，四缝刺络放血
虚实兼有 瘀血内停	腹胀日久，腹部胀大，有肿块积聚，脉络暴露者	平补平泻法刮痧，无痧即改为补法刮痧	加膈俞刺络拔罐，且艾灸天枢、气海

刮拭部位

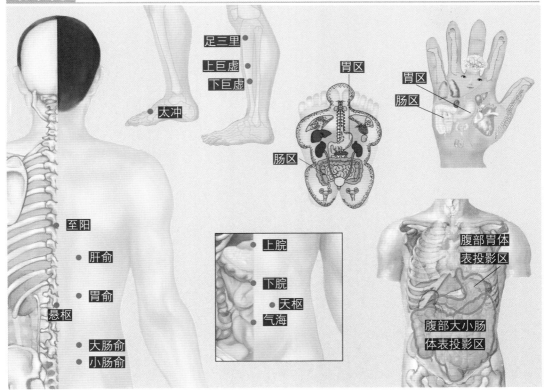

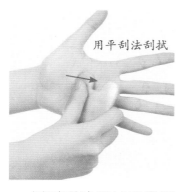

用平刮法刮拭

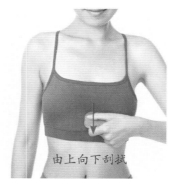

由上向下刮拭

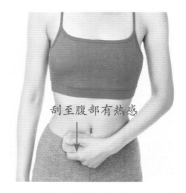

刮至腹部有热感

1 用平刮法刮拭手掌胃区、肠区，足底胃区、肠区。

2 用面刮法从上向下刮拭腹部胃体表投影区。

3 用面刮法从上向下刮拭腹部大小肠体表投影区。

方法二　刮拭背部、腹部及四肢经穴

1 以面刮法分两三段从上向下刮拭背部督脉至阳至悬枢，肝俞至胃俞和大肠俞至小肠俞。

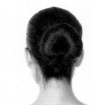

分段刮拭

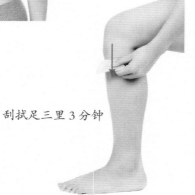

刮至肌肤温热

2 用面刮法刮拭腹部上脘至下脘、气海、天枢。

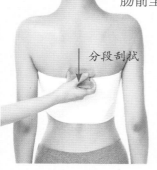

刮拭足三里3分钟

3 用面刮法刮拭足三里、上巨虚、下巨虚，最后用垂直按揉法按揉太冲。

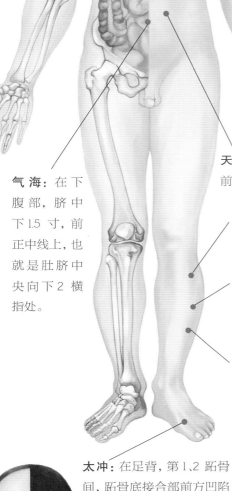

四缝：在手指，第2~5指掌面的近侧指间关节横纹的中央，一手4穴。

气海：在下腹部，脐中下1.5寸，前正中线上，也就是肚脐中央向下2横指处。

天枢：在腹部，横平脐中，前正中线旁开2寸。

足三里：在小腿前外侧，犊鼻下3寸，犊鼻与解溪连线上。

上巨虚：在小腿前外侧，犊鼻下6寸，犊鼻与解溪连线上。

下巨虚：在小腿前外侧，犊鼻下9寸，犊鼻与解溪连线上。

太冲：在足背，第1、2跖骨间，跖骨底接合部前方凹陷中，或触及动脉搏动处。

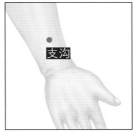

支沟

支沟：在前臂后区，腕背侧远端横纹上3寸，尺骨与桡骨间隙中。

膈俞：在脊柱区，第7胸椎棘突下，后正中线旁开1.5寸。

脾俞：在脊柱区，第11胸椎棘突下，后正中线旁开1.5寸。

胃俞：在脊柱区，第12胸椎棘突下，后正中线旁开1.5寸。

刮痧搭档

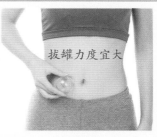

拔罐力度宜大

食积气滞证患者在天枢拔罐5~10分钟，每天按揉支沟、上巨虚各3分钟。

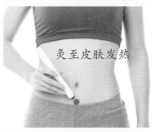

灸至皮肤发热

脾胃气虚证患者艾灸天枢、气海各5~10分钟。

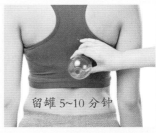

留罐5~10分钟

痰湿凝滞证患者在脾俞、胃俞各拔罐5~10分钟，再艾灸天枢、气海各5~10分钟。在四缝刺络放血。

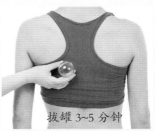

拔罐3~5分钟

瘀血内停证患者在膈俞刺络拔罐3~5分钟，再艾灸天枢、气海各5~10分钟。

便秘

　　凡大便干燥，排便困难，大便次数减少，秘结不通超过 2 天以上者称为便秘。水分少、膳食纤维摄入不足、精神紧张或体力活动减少和长期卧床患者，排便无力，均可导致便秘。也可由其他疾病或脾胃虚弱，肠蠕动无力导致。中医学认为，津液亏虚、气血不足、气滞、食积热盛、虚寒都是导致便秘的根本原因。老年人习惯性便秘多为气血不足，津液亏虚。

私人定制刮痧配搭档

分型	症状特点	刮痧手法	刮痧搭档
寒 冷秘	大便艰涩，不易排出，面色萎黄无华，四肢不温，小便清长，腹中冷痛	补法刮痧	加艾灸肾俞、关元
热 热秘	大便干结，小便短赤，腹部胀满，按之有包块，疼痛，口干口臭	用按压力大、速度慢的手法刮痧	加大肠俞拔罐，且按揉腹结、上巨虚
虚 虚秘	虽有便意，临厕努挣乏力则汗出短气，便后疲乏，粪质松散，面色无华，神疲气怯	补法刮痧	加按揉关元、足三里、三阴交
实 气秘	大便秘而不甚干结，腹胀连及两胁，口苦、目眩	用平补平泻法刮痧	加按揉气海、行间

刮拭部位

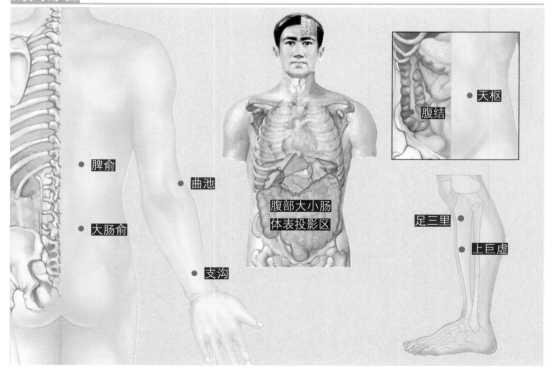

脾俞　曲池　大肠俞　支沟　腹部大小肠体表投影区　天枢　腹结　足三里　上巨虚

方法一　刮拭腹部全息穴区

每天用面刮法从上向下刮拭腹部大小肠体表投影区。注意刮拭按压力要大，速度要慢，刮至腹部微热效果好。

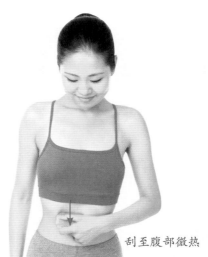

刮至腹部微热

方法二　刮拭背部、腹部经穴

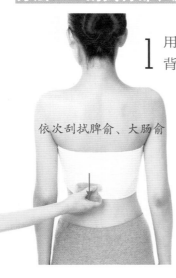

依次刮拭脾俞、大肠俞

1 用面刮法从上向下刮拭背部脾俞、大肠俞。

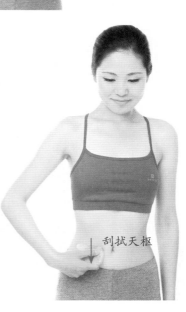

2 用面刮法从上向下刮拭腹部天枢、腹结。

刮拭天枢

方法三　刮拭上肢、下肢经穴

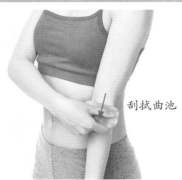

刮拭曲池

1 用面刮法从上向下刮拭曲池、支沟。

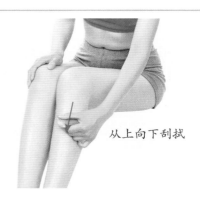

从上向下刮拭

2 用面刮法从上向下刮拭足三里至上巨虚。

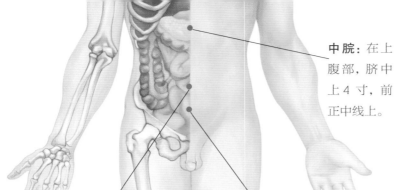

中脘：在上腹部，脐中上4寸，前正中线上。

关元：在下腹部，脐中下3寸，前正中线上，即肚脐中央向下4横指处。

气海：在下腹部，脐中下1.5寸，前正中线上，也就是肚脐中央向下2横指处。

太冲：在足背，第1、2跖骨间，跖骨底接合部前方凹陷中，或触及动脉搏动处。

足三里：在小腿前外侧，犊鼻下3寸，犊鼻与解溪连线上。

上巨虚：在小腿前外侧，犊鼻下6寸，犊鼻与解溪连线上。

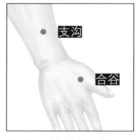

合谷：在手背，第1、2掌骨之间，第2掌骨桡侧中点处。

支沟：在前臂后区，腕背侧远端横纹上3寸，尺骨与桡骨间隙中。

大肠俞：在脊柱区，第4腰椎棘突下，后正中线旁开1.5寸。

刮痧搭档

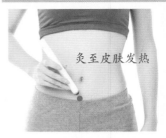

灸至皮肤发热

冷秘患者每天艾灸肾俞、关元各5~10分钟。

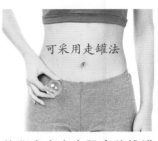

可采用走罐法

热秘患者在大肠俞处拔罐5~10分钟，每天按揉腹结、上巨虚各3分钟。

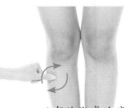

以有酸胀感为度

虚秘患者每天按揉关元、足三里、三阴交各3分钟。

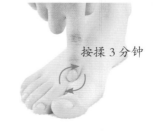

按揉3分钟

气秘患者每天按揉气海、行间各3分钟。

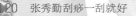

泌尿系感染

泌尿系感染是指因细菌等感染造成的泌尿系急性炎症，包括尿道炎、膀胱炎、肾盂肾炎等。主要表现为尿频、尿急、尿痛，可伴有发热、畏寒，炎症侵及肾盂时可伴腰痛。泌尿系感染应及时就诊西医，失治或因体虚反复发作者，可转为慢性泌尿系感染。

私人定制刮痧配搭档

分型	症状特点	刮痧手法	刮痧搭档
虚寒 下焦虚寒	尿频、尿急、淋漓不尽，小腹会阴胀痛，腰酸乏力，萎靡不振，手足不温	补法刮痧	加艾灸气海、水道
实热 下焦湿热	小便短数、黄赤，灼热刺痛，小腹拘急胀痛；或有发热，口苦，恶心呕吐；或有腰痛拒按；或有大便秘结	用按压力大、速度慢的手法刮痧	加膀胱俞、次髎拔罐
虚 气阴两虚	尿频、尿急，尿痛不甚，尿后余沥，腰膝酸软，五心烦热，失眠多梦，遗精早泄	补法刮痧，浅痧即止	加按揉中极、水泉，双手掌摩擦肾俞、膀胱俞
虚实兼有 气滞血瘀	尿时小便突然中断，疼痛如绞，反复发作，甚则尿血，痛引少腹、睾丸及下腰部	平补平泻法刮痧，痧出后改为补法刮痧	加按揉血海、三阴交、行间

刮拭部位

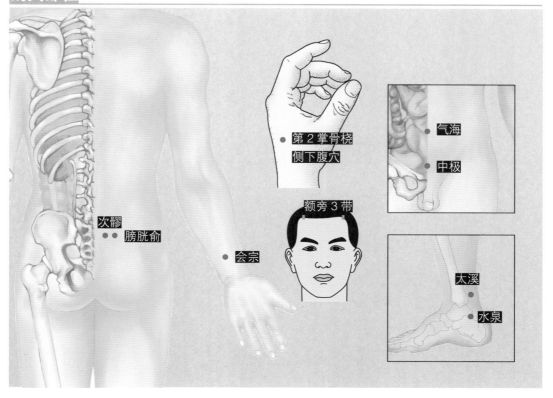

方法一　刮拭头部、手部全息穴区

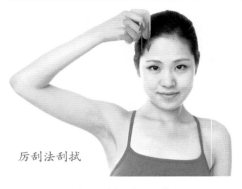

厉刮法刮拭

1 用厉刮法刮拭额旁 3 带。

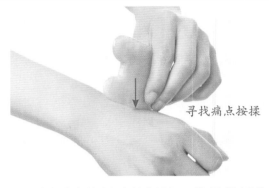

寻找痛点按揉

2 用垂直按揉法按揉第 2 掌骨桡侧的下腹穴区。

方法二　刮拭腰部、下腹部经穴

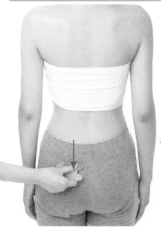

刮拭膀胱俞

1 用面刮法从上向下刮拭背部膀胱俞、次髎。

刮至腹部微热

2 用面刮法自上而下刮拭腹部气海、中极。

方法三　刮拭上肢三焦经，下肢肾经俞穴

1 以面刮法从上向下刮拭上肢腕后会宗。

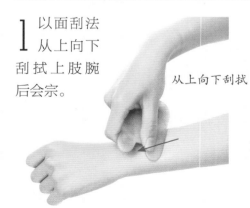

从上向下刮拭

2 用平面按揉法按揉足踝太溪、水泉。

按揉 30~50 下

气海：在下腹部，脐中下1.5寸，前正中线上，也就是肚脐中央向下2横指处。

血海：在股前区，髌底内侧端上2寸，股内侧肌隆起处。

水道：在下腹部，脐中下3寸，前正中线旁开2寸。

中极：在下腹部，脐中下4寸，前正中线上，即肚脐中央向下5横指处。

三阴交：在小腿内侧，内踝尖上3寸，胫骨内侧缘后际。

行间：在足背，第1、2趾间，趾蹼缘后方赤白肉际处。

水泉

水泉：在足跟区，太溪直下1寸，跟骨结节内侧凹陷中。

肾俞：在脊柱区，第2腰椎棘突下，后正中线旁开1.5寸。

次髎：正对第2骶后孔中。

膀胱俞：在骶区，横平第2骶后孔，骶正中嵴旁开1.5寸。

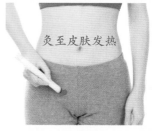

灸至皮肤发热

下焦虚寒证患者艾灸气海、水道各5~10分钟。

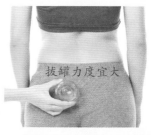

拔罐力度宜大

下焦湿热证患者在膀胱俞、次髎各拔罐5~10分钟。

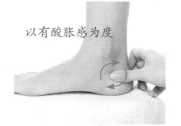

以有酸胀感为度

气阴两虚证患者按揉中极、水泉各3分钟，用双手掌摩擦肾俞、膀胱俞各100下。

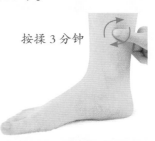

按揉3分钟

气滞血瘀证患者每天按揉血海、三阴交、行间各3分钟。

外科病症

颈椎病

颈椎病发病缓慢，由于颈椎长期劳损、骨质增生或椎间盘突出、韧带增厚，致颈椎脊髓、神经根或椎动脉受压，常见一侧肩颈痛并向肘腕指部放射，头晕恶心，甚或呕吐，抑或向上放射引起头痛等症状。这些症状常随颈部的活动位置变化而减轻或加重。

注意：脊髓型颈椎病（出现上下肢运动感觉减弱，运动障碍），颈椎局部禁止刮拭，可以刮拭其他部位的经络穴位和全息穴区。

扫二维码看视频

私人定制刮痧配搭档

分型	症状特点	刮痧手法	刮痧搭档
虚实兼有 风寒痹阻	夜寐露肩，或久卧湿地致颈部僵硬疼痛，活动受限，遇风寒则加重，形寒怕冷	用按压力大、速度慢的手法刮痧	加艾灸大椎，在肩井、风门拔罐
虚 肝肾亏虚	颈部酸痛，四肢麻木乏力。伴头晕眼花，恶心呕吐，腰膝酸软	补法刮痧	加艾灸大椎、外关
虚实兼有 劳伤血瘀	颈部酸痛、僵硬日久，或伴肩痛及手指酸麻。头昏，眩晕，身软乏力，颈肩部刮拭有肌肉僵硬或结节	平补平泻法刮痧，痧出即改为补法刮痧	加按揉外关、中渚、阿是穴，疼痛重者阿是穴刺络拔罐

刮拭部位

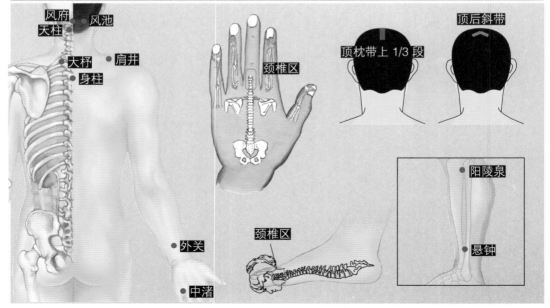

风府　天柱　风池　大杼　身柱　肩井　颈椎区　顶枕带上 1/3 段　顶后斜带　阳陵泉　悬钟　颈椎区　外关　中渚

方法一　刮拭头部、手足部全息穴区

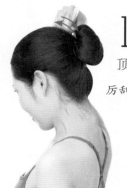

厉刮法刮拭

1 用厉刮法刮拭头部顶枕带上 1/3 段，顶后斜带。

2 刮拭手背中指颈椎区，足内侧颈椎区。对刮痧板下感觉不平顺，有结节或疼痛感的部位需重点缓慢刮拭。

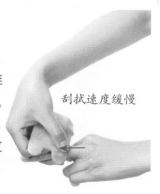

刮拭速度缓慢

方法二　刮拭颈背部经穴

1 用面刮法从上向下分段刮拭后颈部风府至身柱。用双角刮法从上向下分段刮拭颈部两侧天柱至大杼。

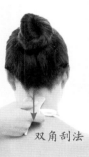

双角刮法

2 用单角刮法刮拭风池，用面刮法分段刮拭双侧风池至肩井，重点刮拭肩井。刮拭过程中对有疼痛、结节和肌肉紧张僵硬的区域应重点刮拭。

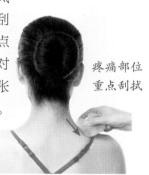

疼痛部位重点刮拭

方法三　刮拭四肢经穴

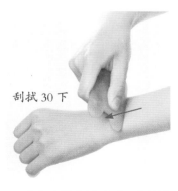

刮拭 30 下

1 用面刮法从上向下刮拭上肢外关。

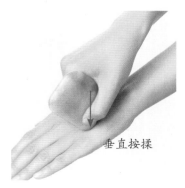

垂直按揉

2 用垂直按揉法按揉手背中渚。

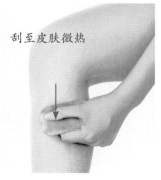

刮至皮肤微热

3 用面刮法从上向下分段刮拭阳陵泉至悬钟。

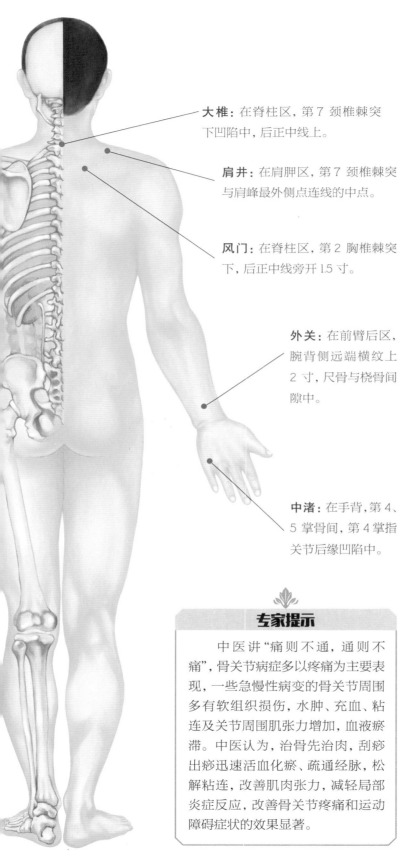

大椎：在脊柱区，第 7 颈椎棘突下凹陷中，后正中线上。

肩井：在肩胛区，第 7 颈椎棘突与肩峰最外侧点连线的中点。

风门：在脊柱区，第 2 胸椎棘突下，后正中线旁开 1.5 寸。

外关：在前臂后区，腕背侧远端横纹上 2 寸，尺骨与桡骨间隙中。

中渚：在手背，第 4、5 掌骨间，第 4 掌指关节后缘凹陷中。

专家提示

中医讲"痛则不通，通则不痛"，骨关节病症多以疼痛为主要表现，一些急慢性病变的骨关节周围多有软组织损伤，水肿、充血、粘连及关节周围肌张力增加，血液瘀滞。中医认为，治骨先治肉，刮痧出痧迅速活血化瘀、疏通经脉，松解粘连，改善肌肉张力，减轻局部炎症反应，改善骨关节疼痛和运动障碍症状的效果显著。

刮痧搭档

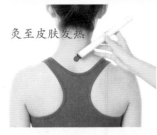

灸至皮肤发热

风寒痹阻证患者艾灸大椎 5~10 分钟，并在肩井、风门拔罐。

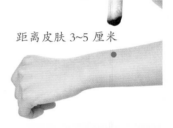

距离皮肤 3~5 厘米

肝肾亏虚证患者艾灸大椎、外关各 5~10 分钟。

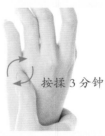

按揉 3 分钟

劳伤血瘀证患者每天按揉外关、中渚、阿是穴各 3 分钟，疼痛重者阿是穴刺络拔罐 1 次。

落枕

落枕又称颈肌痉挛，是急性单纯性颈项肌肉僵硬、疼痛，颈部转动受限的一种病症。常于起床后突感一侧颈项强直，不能俯仰转侧，患侧肌肉痉挛，酸楚疼痛，并向同侧肩背及上臂扩散。轻者可以自愈，但易反复发作。本病多因颈部肌肉过度疲劳、感受风寒、夜间睡眠姿势不当、枕头高低不适，使颈部肌肉遭受较长时间的牵拉而发生痉挛。

私人定制刮痧配搭档

分型	症状特点	刮痧手法	刮痧搭档
实 风寒阻滞	睡眠姿势不当，或有感受风寒病史，颈项强痛，遇寒加重，手足不温	平补平泻法刮痧	加艾灸风门、肩中俞，加按揉中渚
虚 肝肾两虚	颈肌劳损，落枕反复发作，伴疲劳、气短乏力	补法刮痧	加按揉养老、后溪、中渚

刮拭部位

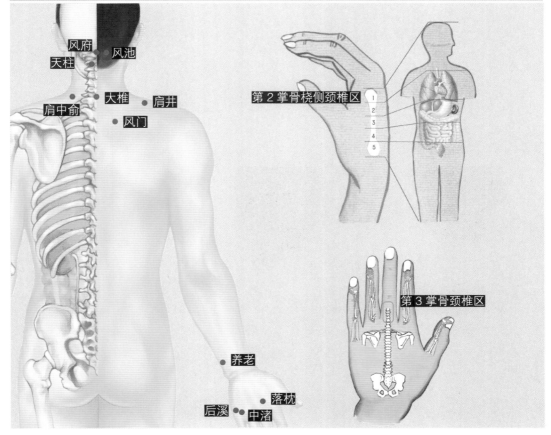

风府　风池　天柱　大椎　肩井　肩中俞　风门　第2掌骨桡侧颈椎区　第3掌骨颈椎区　养老　后溪　落枕　中渚

方法一　刮拭手部经穴和全息穴区

1 垂直按揉手背患侧落枕、中渚，刮拭养老、后溪。

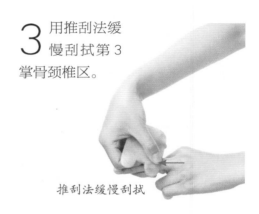

按揉3分钟

2 用垂直按揉法按揉第2掌骨桡侧颈椎区，仔细在颈椎区范围内寻找疼痛敏感点，重点按揉。

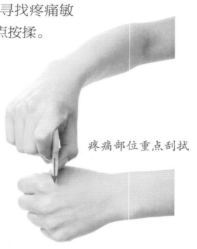

疼痛部位重点刮拭

3 用推刮法缓慢刮拭第3掌骨颈椎区。

推刮法缓慢刮拭

方法二　刮拭颈背部经穴

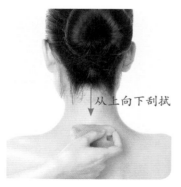

从上向下刮拭

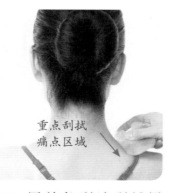

重点刮拭痛点区域

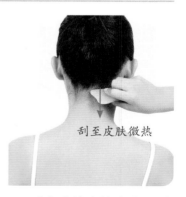

刮至皮肤微热

1 用面刮法从上向下分段刮拭督脉风府至大椎。

2 用单角刮法刮拭风池，用面刮法从风池刮至肩井，重点从内向外刮拭肩中俞、肩井。

3 用面刮法从上向下分段刮拭患侧天柱至风门。揉刮痉挛区。

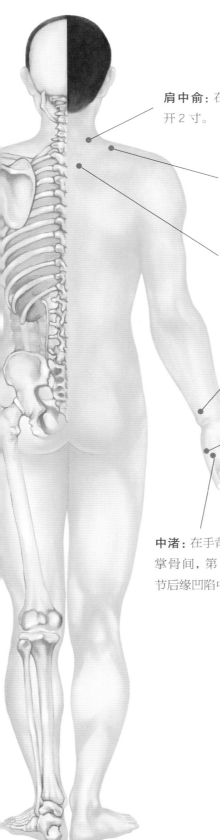

肩中俞：在脊柱区，第7颈椎棘突下，旁开2寸。

肩井：在肩胛区，第7颈椎棘突与肩峰最外侧点连线的中点。

风门：在脊柱区，第2胸椎棘突下，后正中线旁开1.5寸。

养老：在前臂后区，腕背横纹上1寸，尺骨头桡侧凹陷中。

后溪：微握拳，第5掌指关节尺侧近端赤白肉际凹陷中。

中渚：在手背，第4、5掌骨间，第4掌指关节后缘凹陷中。

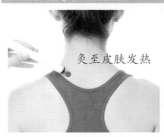

灸至皮肤发热

风寒阻滞证落枕者艾灸风门、肩中俞各5~10分钟。按揉中渚3分钟。

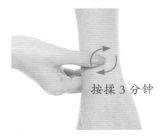

按揉3分钟

肝肾两虚证落枕者每天用大拇指按揉养老、后溪、中渚各3分钟。

肩周炎

肩关节周围炎，简称肩周炎，以肩周疼痛、关节活动受限为临床特征。中医称为"漏肩风"。因其发病多在 50 岁左右，故中医学称本病为"五十肩"。肩周炎是肩部关节囊和关节周围软组织的一种炎症性疾病，与肩周围软组织的退行性病变、劳损、外伤、内分泌紊乱及感受风寒湿邪等因素有关。肩周炎迁延日久，或失治、误治，肩部肌肉萎缩、粘连，关节活动受限，则称为"冻结肩"，需坚持治疗方能逐渐恢复正常。如肩周炎反复发作，应警惕是否有内分泌疾病，结合原发病治疗，不必急于求成。

私人定制刮痧配搭档

分型	症状特点	刮痧手法	刮痧搭档
虚 实 兼 有 风寒湿痹	肩周重滞疼痛、屈伸不利，遇寒加重，倦怠乏力，身体沉重	平补平泻法刮痧	加艾灸肩髃、风门、消泺
虚 气血两虚	肩周酸胀不舒，劳累则痛加重，休息则减轻，面色无华，气短乏力	补法刮痧	加按揉阿是穴、外关、条口
虚 实 兼 有 瘀血凝滞	肩关节疼痛，活动受限日久，痛点固定，刺痛，夜间疼痛尤甚，面色黯沉	用按压力大、速度慢的手法刮痧，无痧后即改为补法刮痧	加肩髃、肩髎拔罐，疼痛明显的阿是穴刺络拔罐

刮拭部位

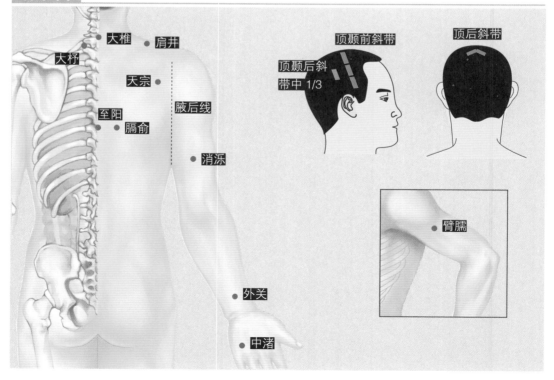

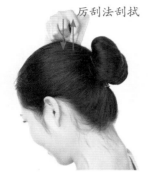

厉刮法刮拭

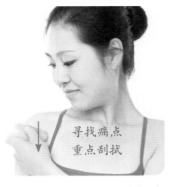

寻找痛点
重点刮拭

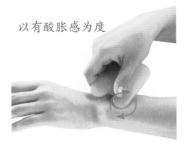

以有酸胀感为度

1 用厉刮法刮拭顶后斜带、顶颞前斜带、顶颞后斜带中1/3。

2 用面刮法刮拭健侧肩关节。

3 用平面按揉法按揉外关。用垂直按揉法按揉中渚。

方法二　刮拭肩背部经穴

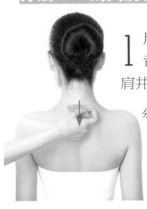

1 用面刮法从内向外刮拭背部大椎至至阳。患侧肩井，大杼至膈俞，天宗。

分段依次刮拭

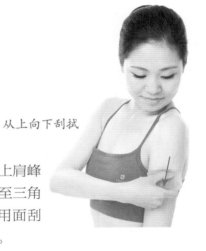

从上向下刮拭

2 用面刮法从上肩峰处向下刮拭至三角肌根部臂臑，并用面刮法刮拭腋窝下面。

3 肩痛前伸难者，用单角刮法从上向下刮拭腋后线，对有疼痛和结节的部位重点刮拭。

重点刮拭疼痛和结节处

4 肩痛后伸难者，单角刮法从上向下刮拭腋前线，并从上向下刮拭肘关节外侧，对有疼痛和结节的部位重点刮拭。

从上滑向肩下刮拭

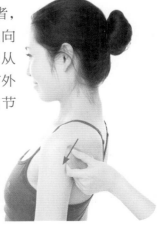

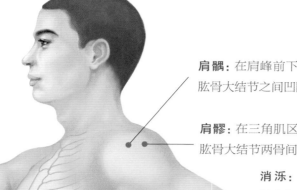

肩髃：在肩峰前下方，肩峰与肱骨大结节之间凹陷处。

肩髎：在三角肌区，肩峰角与肱骨大结节两骨间凹陷中。

消泺：在臂后区，肘尖与肩峰角的连线上，肘尖上5寸。

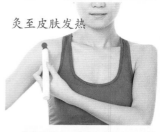

灸至皮肤发热

风寒湿痹证患者每天艾灸肩髃、风门、消泺各5~10分钟。

外关：在前臂后区，腕背侧远端横纹上2寸，尺骨与桡骨中间。

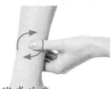

以有酸胀感为度

气血两虚证患者每天按揉阿是穴、外关、条口各3分钟。

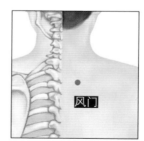

风门

风门：在脊柱区，第2胸椎棘突下，后正中线旁开1.5寸。

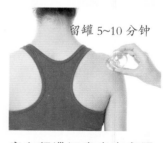

留罐5~10分钟

瘀血凝滞证患者在肩髃、肩髎各拔罐5~10分钟，在疼痛明显的阿是穴刺络拔罐。

条口：在小腿前外侧，犊鼻下8寸，犊鼻与解溪连线上。

网球肘

网球肘又称肱骨外上髁炎，肘关节外侧前臂伸肌起点处肌腱发炎疼痛。过劳是导致网球肘的主要原因，以网球、高尔夫球等球类的运动员，以及木工、瓦工等长期反复用力做肘部活动的人多发。中医认为，顽固性网球肘多因长期劳累，风寒湿痹，致气血瘀滞、经络闭阻，或素体虚弱、气血不足、筋脉失养所致。

私人定制刮痧配搭档

分型	症状特点	刮痧手法	刮痧搭档
实 风寒湿痹	肘部重滞疼痛、酸胀不舒，遇风寒疼痛加重，身体倦怠、沉重，大便黏腻不爽	平补平泻法刮痧	加艾灸阿是穴、曲池、肘髎、清冷渊
虚实兼有 气血亏虚	肘部酸痛反复发作，提物无力，肘外侧压痛，喜按喜揉，可见少气懒言	补法刮痧	加在患处从腕部到肘部做揉捏，用推法在前臂从腕部推到肘部，反复按摩
虚 瘀血阻络	肘部肿痛或刺痛拒按，活动疼痛加重，夜间痛重，面色黯沉	用按压力大、速度慢的手法刮痧	加按揉肘髎、手三里、手五里，且在阿是穴、膈俞刺络拔罐

刮拭部位

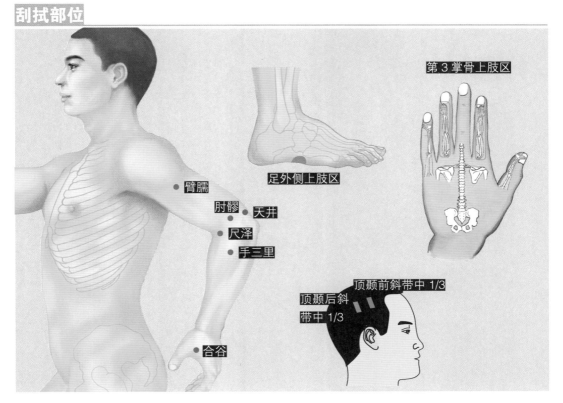

第3掌骨上肢区

足外侧上肢区

臂臑
肘髎　天井
尺泽
手三里

顶颞前斜带中 1/3
顶颞后斜带中 1/3

合谷

刮痧方法
方法一　刮拭侧头部、手足全息穴区

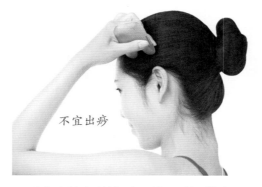

不宜出痧

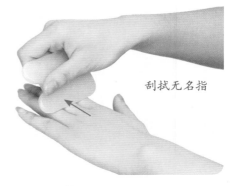

刮拭无名指

1 用厉刮法刮拭顶颞前、后斜带中 1/3。

2 用面刮法缓慢刮拭第 3 掌骨上肢区，足外侧上肢区，对刮痧板下有疼痛感、感觉不平顺或有结节的部位重点缓慢刮拭。

方法二　刮拭手臂经穴

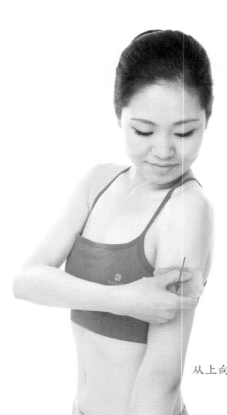

按揉合谷 3 分钟

用面刮法从上向下刮拭臂臑、肘髎、天井、尺泽、手三里、合谷，重点刮拭肘髎。

从上向下依次刮拭各穴

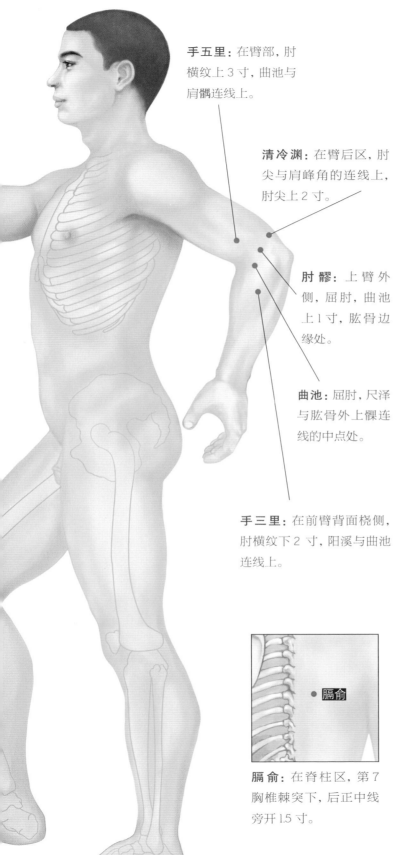

手五里：在臂部，肘横纹上 3 寸，曲池与肩髃连线上。

清冷渊：在臂后区，肘尖与肩峰角的连线上，肘尖上 2 寸。

肘髎：上臂外侧，屈肘，曲池上 1 寸，肱骨边缘处。

曲池：屈肘，尺泽与肱骨外上髁连线的中点处。

手三里：在前臂背面桡侧，肘横纹下 2 寸，阳溪与曲池连线上。

膈俞：在脊柱区，第 7 胸椎棘突下，后正中线旁开 1.5 寸。

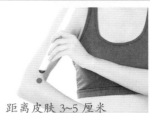

距离皮肤 3~5 厘米

风寒湿痹证患者艾灸阿是穴、曲池、肘髎、清冷渊各 3~5 分钟。

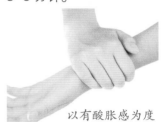

以有酸胀感为度

气血亏虚证患者在患处从腕部到肘部做揉捏 5~10 遍，用推法在前臂从腕部推到肘部，反复按摩 10 遍。

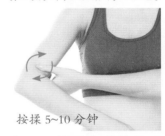

按揉 5~10 分钟

瘀血阻络证患者按揉肘髎、手三里、手五里 5~10 分钟。

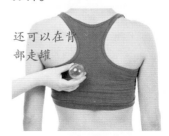

还可以在背部走罐

瘀血阻络证患者在阿是穴、膈俞刺络拔罐 3~5 分钟。

腰痛、腰椎间盘突出

腰痛多见于腰肌劳损、脊椎关节退行性疾病，以及泌尿、生殖器官的病变，脊髓、腰椎外伤也可以引起腰痛。中医学认为，凡受寒湿和湿热之邪，或负重跌挫，以致湿热痹阻、气滞血瘀，或因体弱久病，肝肾亏虚，不能濡养经脉，均可引起腰痛。腰椎间盘突出症可参照腰痛部位和方法刮痧。

扫二维码看视频

私人定制刮痧配搭档

分型	症状特点	刮痧手法	刮痧搭档
实 瘀血腰痛	多因运动转腰不慎，或劳损日久，腰痛有固定之处，或连及大腿疼痛、麻木	用按压力大、速度慢的手法刮痧，出痧后即改为补法刮痧	加阿是穴拔罐，且在委中刺络放血
虚实兼有 寒湿腰痛	腰部冷痛重着，逐渐加重，静卧病痛不减，寒冷或阴雨天则加重，脘腹痞满，大便稀溏	平补平泻法刮痧	加艾灸腰阳关、命门、肾俞
虚 肾虚腰痛	腰部隐隐作痛，酸软无力，缠绵不愈，局部发凉，喜温喜按，遇劳更甚，卧则减轻	补法刮痧	加双手掌摩擦肾俞、志室

刮拭部位

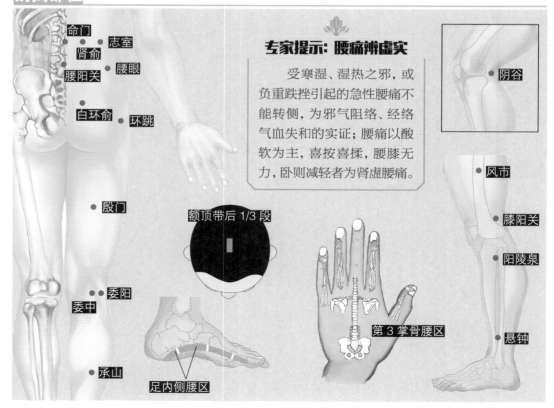

专家提示：腰痛辨虚实

受寒湿、湿热之邪，或负重跌挫引起的急性腰痛不能转侧，为邪气阻络、经络气血失和的实证；腰痛以酸软为主，喜按喜揉，腰膝无力，卧则减轻者为肾虚腰痛。

命门　志室　肾俞　腰阳关　腰眼　白环俞　环跳　殷门　委阳　委中　承山　足内侧腰区　额顶带后 1/3 段　第 3 掌骨腰区　阴谷　风市　膝阳关　阳陵泉　悬钟

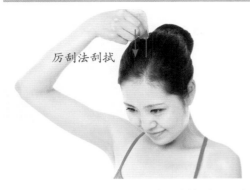

厉刮法刮拭

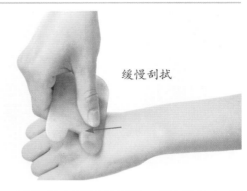

缓慢刮拭

1 用厉刮法刮拭后头部额顶带后1/3段。

2 用推刮法缓慢刮拭第3掌骨腰区，足内侧腰区，对刮痧板下有疼痛感、感觉不平顺或有结节的部位重点缓慢刮拭。

方法二　刮拭腰部经穴

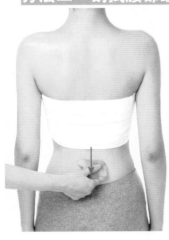

1 用面刮法从上向下刮拭命门，再分别刮拭两侧肾俞、志室。并用面刮法分别从上向下刮拭两侧腰眼。

刮拭30~50下

2 腰椎间盘突出症增加用面刮法从上向下刮拭肾俞至白环俞。

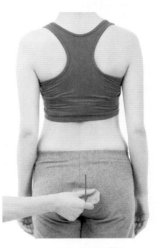

从上向下刮拭

方法三　刮拭或拍打膝窝经穴

1 在膝窝部涂匀刮痧油，用拍打法拍打膝窝，拍打范围应涵盖膝窝委阳、委中、阴谷。拍打力度由轻渐重，两次拍打要有间歇。对疼痛敏感者可用面刮法刮拭膝窝。

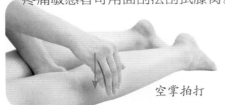

空掌拍打

2 腰椎间盘增加从上向下刮拭患侧环跳、风市至膝阳关、阳陵泉至悬钟，殷门、承山。

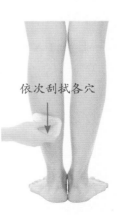

依次刮拭各穴

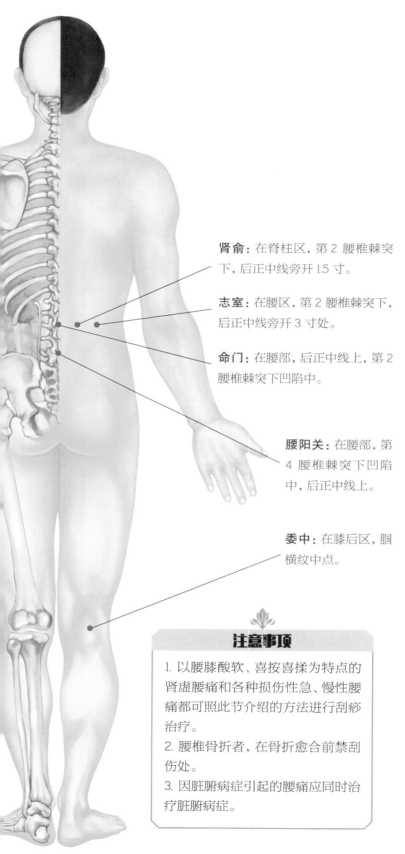

肾俞：在脊柱区，第2腰椎棘突下，后正中线旁开1.5寸。

志室：在腰区，第2腰椎棘突下，后正中线旁开3寸处。

命门：在腰部，后正中线上，第2腰椎棘突下凹陷中。

腰阳关：在腰部，第4腰椎棘突下凹陷中，后正中线上。

委中：在膝后区，腘横纹中点。

注意事项

1. 以腰膝酸软、喜按喜揉为特点的肾虚腰痛和各种损伤性急、慢性腰痛都可照此节介绍的方法进行刮痧治疗。

2. 腰椎骨折者，在骨折愈合前禁刮伤处。

3. 因脏腑病症引起的腰痛应同时治疗脏腑病症。

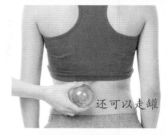

还可以走罐

瘀血腰痛证患者在阿是穴处拔罐5~10分钟。

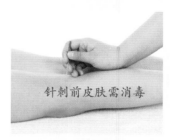

针刺前皮肤需消毒

瘀血腰痛证患者在委中处刺络放血。

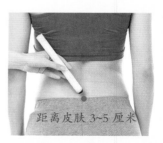

距离皮肤3~5厘米

寒湿腰痛证患者每天艾灸腰阳关、命门、肾俞各5~10分钟。

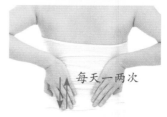

每天一两次

肾虚腰痛证患者每天用双手掌摩擦肾俞、志室各3分钟。

膝关节痛

膝关节痛是因风湿性或类风湿性关节炎、膝关节韧带损伤、膝关节半月板损伤、膝关节骨质增生、髌骨软化、膝关节脂肪垫劳损、膝关节创伤性滑膜炎、膝关节周围纤维组织炎、膝关节扭伤等多种疾病产生的共有症状。

膝关节韧带损伤严重或关节腔内肿胀严重时，局部不宜刮拭，可刮拭远端经穴，或刮拭其他部位的全息穴区。膝关节骨折、化脓性关节炎局部禁刮。

私人定制刮痧配搭档

分型	症状特点	刮痧手法	刮痧搭档
寒 虚寒膝痛	关节疼痛，晨僵，功能障碍，活动则疼痛加重，天气变化或阴雨风寒加重，痛连肌肉	补法刮痧	加灸膝眼、阳陵泉
虚实兼有 湿热膝痛	关节红肿疼痛，屈伸不利	平补平泻法刮痧	加血海、梁丘拔罐
虚实兼有 瘀血膝痛	关节疼痛活动受限，昼轻夜重，严重者关节变形，四肢畸形，功能丧失	平补平泻法刮痧，出痧后即改为补法刮痧	加按揉膝眼、血海、梁丘、阳陵泉，阿是穴刺络放血

刮拭部位

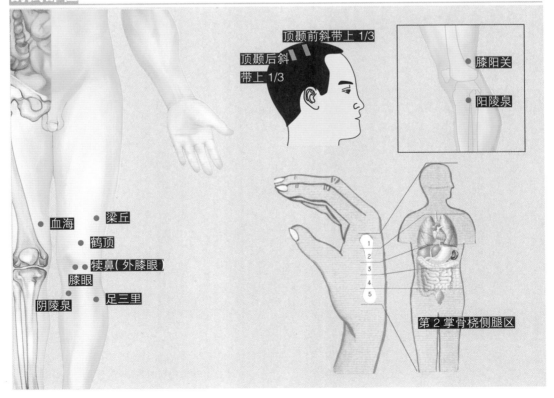

顶颞前斜带上 1/3
顶颞后斜带上 1/3
膝阳关
阳陵泉
血海　梁丘
鹤顶
犊鼻（外膝眼）
膝眼
阴陵泉　足三里
第 2 掌骨桡侧腿区

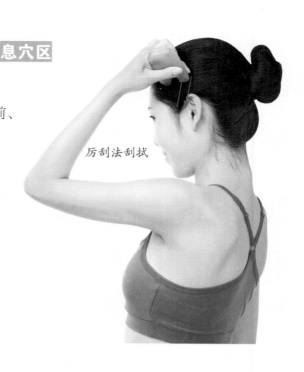

1 用厉刮法刮拭顶颞前、后斜带上 1/3 。

厉刮法刮拭

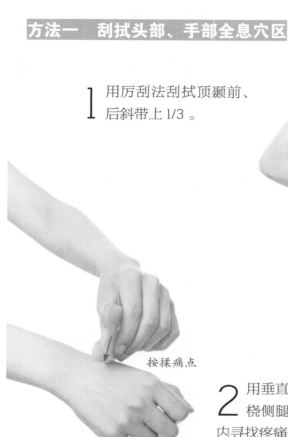

按揉痛点

2 用垂直按揉法按揉第 2 掌骨桡侧腿区。仔细在腿区范围内寻找疼痛敏感点，重点按揉。

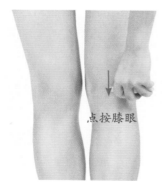

点按膝眼

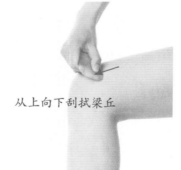

从上向下刮拭梁丘

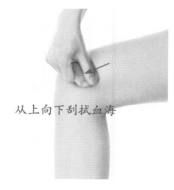

从上向下刮拭血海

1 用点按法点按双膝膝眼。并用面刮法从鹤顶上方向膝下方滑动刮拭。

2 用面刮法从上向下刮拭膝关节外上方梁丘，再刮拭足三里和膝阳关至阳陵泉。

3 用面刮法从上向下刮拭血海、阴陵泉。

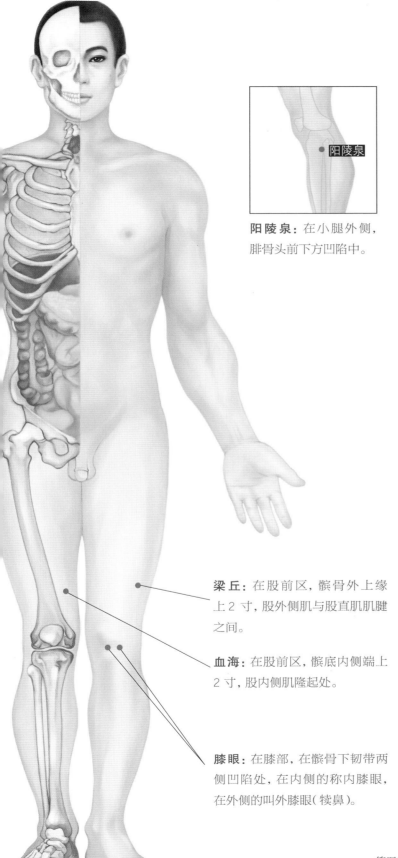

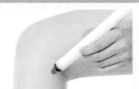

阳陵泉：在小腿外侧，
腓骨头前下方凹陷中。

梁丘：在股前区，髌骨外上缘
上 2 寸，股外侧肌与股直肌肌腱
之间。

血海：在股前区，髌底内侧端上
2 寸，股内侧肌隆起处。

膝眼：在膝部，在髌骨下韧带两
侧凹陷处，在内侧的称内膝眼，
在外侧的叫外膝眼（犊鼻）。

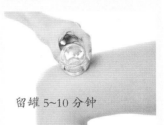

灸至皮肤发热

虚寒证膝关节痛者每天艾
灸膝眼、阳陵泉各 5~10
分钟。

留罐 5~10 分钟

湿热证膝关节痛者在血
海、梁丘处各拔罐 5~10
分钟。

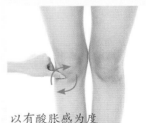

以有酸胀感为度

瘀血证膝关节痛者每天按
揉膝眼、血海各 3 分钟。

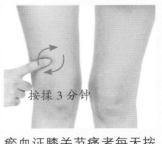

按揉 3 分钟

瘀血证膝关节痛者每天按
揉梁丘、阳陵泉各 3 分钟。
在阿是穴刺络放血。

腓肠肌痉挛

腓肠肌痉挛症俗称"小腿肚子转筋"。本病是指一侧或双侧小腿因寒冷，或大量出汗后，或姿势突然改变等原因引起腓肠肌痉挛，局部剧烈疼痛，不能活动。现代医学认为本病与体内缺钙有关。中医认为，此病与气血不足、寒凝经络或气虚血瘀有关。腓肠肌痉挛为老年人的常见病，以夜间发作为多。

私人定制刮痧配搭档

分型	症状特点	刮痧手法	刮痧搭档
虚 肾阳虚	肢体寒凉，遇冷或过度劳累后肌肉痉挛，少气乏力，腰膝酸软	补法刮痧	加灸承筋、涌泉
虚实兼有 气虚血瘀	劳累或行走时易发生肌肉痉挛，平日有眩晕、耳鸣、记忆力减退或心悸、胸闷、四肢麻凉，舌质紫暗	补法刮痧	加委中拔罐，且每天按揉承山、筑宾

刮拭部位

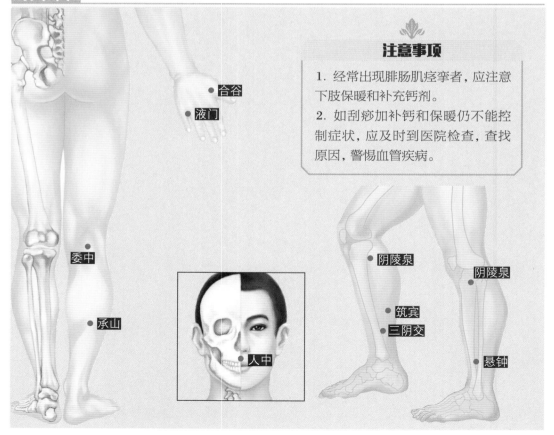

注意事项

1. 经常出现腓肠肌痉挛者，应注意下肢保暖和补充钙剂。
2. 如刮痧加补钙和保暖仍不能控制症状，应及时到医院检查，查找原因，警惕血管疾病。

合谷
液门
委中
承山
人中
阴陵泉
阴陵泉
筑宾
三阴交
悬钟

方法一　腓肠肌痉挛发作时

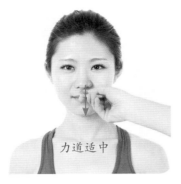

力道适中

1 点按人中。

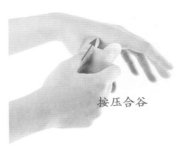

按压合谷

2 按压合谷，迅速掐压合谷 20~30 秒钟，可缓解肌肉痉挛。

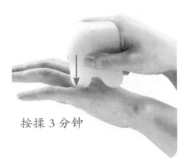

按揉 3 分钟

3 用垂直按揉法按揉手背液门。

方法二　刮拭下肢相关经穴

1 拍打膝窝委中。

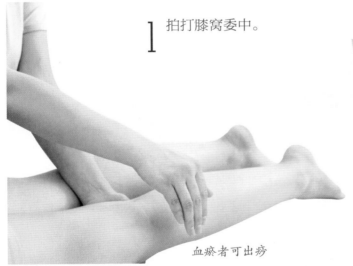

血瘀者可出痧

2 用面刮法自上而下刮拭承筋至承山、筑宾。以同样方法刮拭阳陵泉至悬钟，及阴陵泉至三阴交。

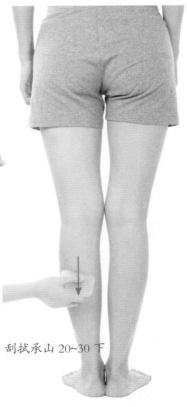

刮拭承山 20~30 下

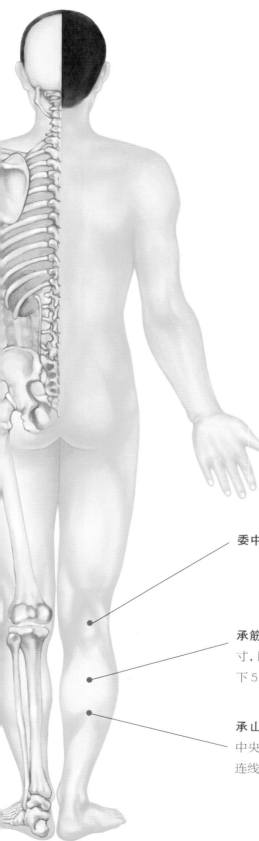

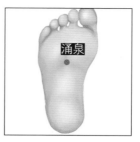

涌泉：在足底，屈足卷趾时足心最凹陷处。

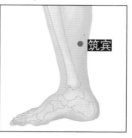

筑宾：在小腿内侧，太溪直上 5 寸，比目鱼肌与跟腱之间。

委中：在膝后区，腘横纹中点。

承筋：小腿后区，腘横纹下 5寸，腓肠肌两肌腹之间，委中下 5 寸。

承山：俯卧，膝盖后面凹陷中央的腘横纹中点与外踝尖连线的中点处即是。

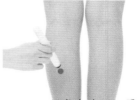

距离皮肤 3~5 厘米

肾阳虚证腓肠肌痉挛者每天艾灸承筋 5~10 分钟。

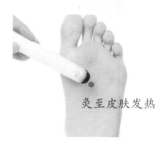

灸至皮肤发热

肾阳虚证腓肠肌痉挛者每天艾灸涌泉 5~10 分钟。

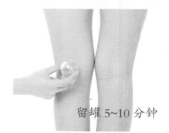

留罐 5~10 分钟

气虚血瘀证腓肠肌痉挛者在委中处拔罐 5~10 分钟。

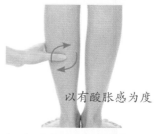

以有酸胀感为度

气虚血瘀证腓肠肌痉挛者每天按揉承山、筑宾各 3分钟。

足跟痛

足跟部是人体负重的主要部分，随着年龄的增长，长期慢性的劳损，以及某些持久的站立、行走的刺激，均可发生足跟骨周围的痛症。足跟痛常见于跟下滑囊炎、跟腱炎、跟骨骨刺、扭伤等症。多见于中老年人，可见一侧或双侧足跟疼痛。

中医认为，足跟痛与运动损伤、气血瘀滞、肾气亏虚、肝血不足、筋失所养有关。

私人定制刮痧配搭档

分型	症状特点	刮痧手法	刮痧搭档
虚 肝肾两虚	足跟疼痛，起病缓慢，行走加重，或伴有头晕、耳鸣、腰膝酸软	补法刮痧	加摩擦肾俞、志室，按揉昆仑、太溪
虚实兼有 劳伤血瘀	运动损伤致足跟疼痛，行动不便，活动后疼痛加重	用按压力大、速度慢的手法刮痧，痧出后改为补法刮痧	加按揉委中、承筋，阿是穴刺络放血

刮拭部位

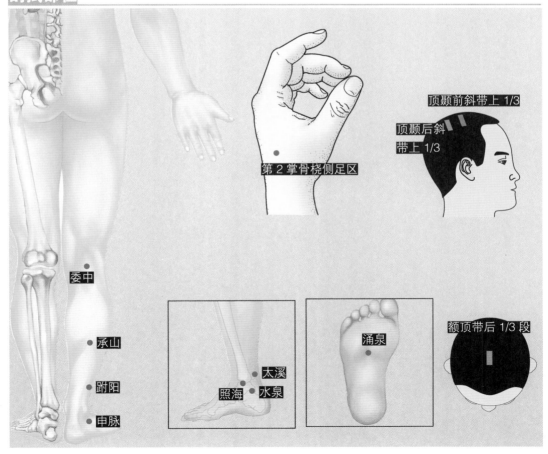

顶颞前斜带上 1/3

顶颞后斜带上 1/3

第 2 掌骨桡侧足区

额顶带后 1/3 段

委中

承山

跗阳

申脉

太溪

照海　水泉

涌泉

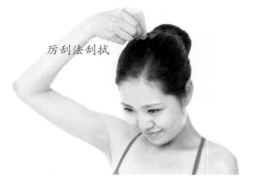

厉刮法刮拭

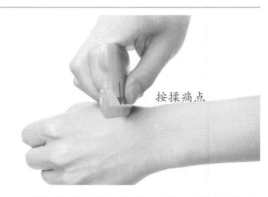

按揉痛点

1 以厉刮法刮拭头部额顶带后 1/3 段，顶颞前、后斜带上 1/3。

2 用垂直按揉法按揉第 2 掌骨桡侧足区。

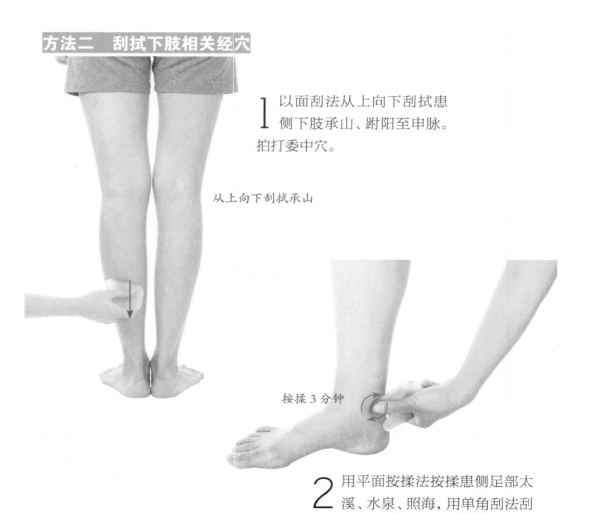

1 以面刮法从上向下刮拭患侧下肢承山、跗阳至申脉。拍打委中穴。

从上向下刮拭承山

按揉 3 分钟

2 用平面按揉法按揉患侧足部太溪、水泉、照海，用单角刮法刮拭患侧足底涌泉。

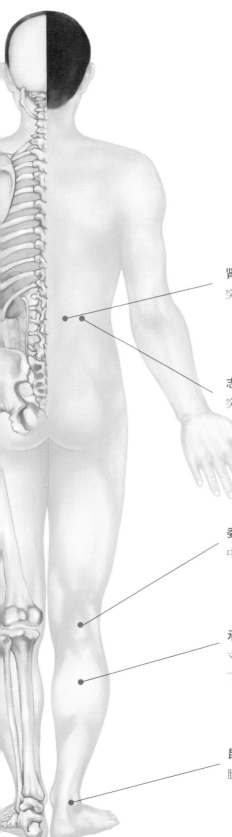

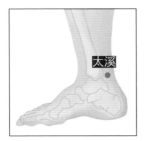

太溪： 在踝区，内踝尖与跟腱后缘连线的中点凹陷中。

肾俞： 在脊柱区，第 2 腰椎棘突下，后正中线旁开 1.5 寸。

志室： 在腰区，第 2 腰椎棘突下，后正中线旁开 3 寸处。

委中： 在膝后区，腘横纹中点。

承筋： 小腿后区，腘横纹下 5 寸，腓肠肌两肌腹之间，委中下 5 寸。

昆仑： 在踝区，外踝尖与跟腱之间的凹陷中。

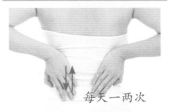

每天一两次

肝肾两虚证足跟痛者每天用手掌摩擦肾俞、志室各100 下。

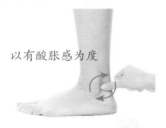

以有酸胀感为度

肝肾两虚证足跟痛者用大拇指按揉昆仑、太溪各 3分钟。

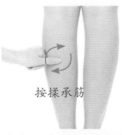

按揉承筋

劳伤血瘀证足跟痛者按揉委中、承筋各 3~5 分钟，每天 1 次。

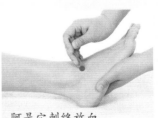

阿是穴刺络放血

劳伤血瘀证足跟痛在阿是穴刺络放血。

荨麻疹

荨麻疹是皮肤上突然出现的红色或苍白色大小不等的风团,这些风团界限清楚,形态不一,可为圆形或不规则形,而且会随搔抓而增多、增大。患者会感到灼热、剧痒,大多持续半小时至数小时自然消退,消退后不留痕迹。除皮肤外,亦可发于胃肠、喉头黏膜,甚则窒息而危及生命。

私人定制刮痧配搭档

分型	症状特点	刮痧手法	刮痧搭档
实 外感风邪	皮肤突然出现疹块,疏密不一,颜色红或白,瘙痒异常。身热口渴,遇冷易发,遇风寒则发,得热则解	补法刮痧	加大椎拔罐,按揉三阴交
热 血热	荨麻疹色红而艳,风团此起彼伏不间断,皮疹灼热,瘙痒剧烈,得冷则缓	用按压力大的手法刮痧	加肝俞、膈俞拔罐
虚 气血两虚	荨麻疹色白而淡,或与肤色一致,或边缘红晕色淡,风团若隐若现,皮肤干燥;伴面色无华,头晕失眠,倦怠乏力	补法刮痧	加按揉足三里、三阴交
实 胃肠积热	发生风团时伴有脘腹疼痛,或恶心呕吐,大便秘结或泄泻	用按压力大的手法刮痧	加膈俞、血海拔罐

刮拭部位

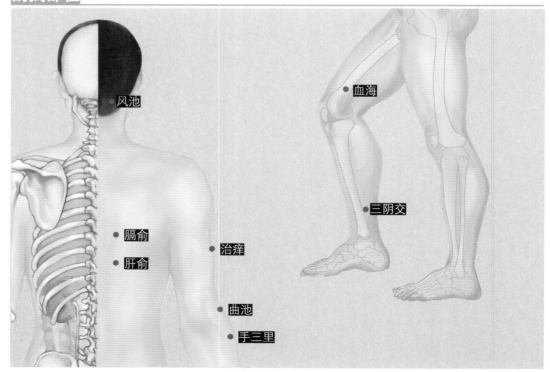

风池
血海
膈俞
肝俞
治痒
三阴交
曲池
手三里

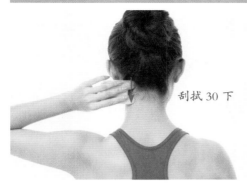

刮拭 30 下

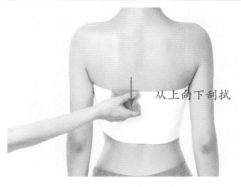

从上向下刮拭

1 以单角刮法刮拭头颈部风池。

2 以面刮法刮拭背部膈俞至肝俞。

方法二　刮拭四肢经穴

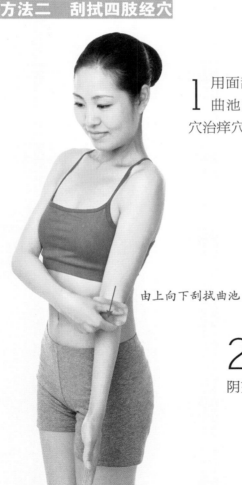

1 用面刮法刮拭上肢曲池至手三里，奇穴治痒穴。

由上向下刮拭曲池

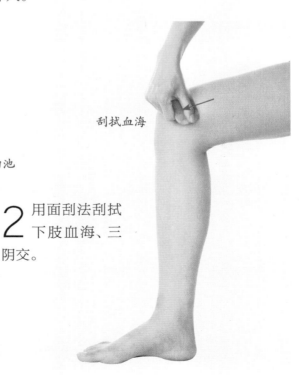

刮拭血海

2 用面刮法刮拭下肢血海、三阴交。

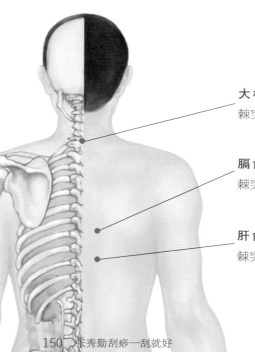

血海：在股前区，髌底内侧端上2寸，股内侧肌隆起处。

足三里：在小腿前外侧，犊鼻下3寸，犊鼻与解溪连线上。

三阴交：在小腿内侧，内踝尖上3寸，胫骨内侧缘后际。

大椎：在脊柱区，第7颈椎棘突下凹陷中，后正中线上。

膈俞：在脊柱区，第7胸椎棘突下，后正中线旁开1.5寸。

肝俞：在脊柱区，第9胸椎棘突下，后正中线旁开1.5寸。

刮痧搭档

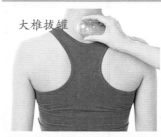

大椎拔罐

外感风邪证荨麻疹患者大椎拔罐5~10分钟，按揉三阴交。

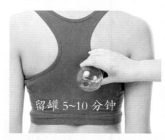

留罐5~10分钟

血热证荨麻疹患者在肝俞、膈俞拔罐各5~10分钟。

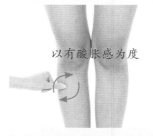

以有酸胀感为度

气血两虚证荨麻疹患者每天按揉足三里、三阴交各3分钟。

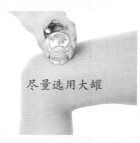

尽量选用大罐

胃肠积热证荨麻疹患者在膈俞、血海拔罐各5~10分钟。

痔疮

痔疮是指直肠下端黏膜和肛管皮下的静脉丛因回流受阻,而扩大曲张形成的静脉团。久站,排便后及长时间连续行走、剧烈运动后,可见肛门发胀,或突然发生肛部剧烈疼痛。根据痔疮的部位和它与齿状线的关系分为内痔、外痔、混合痔,分别有大便时出血、色鲜红、不与粪便相混的特点,自觉肛门处有异物感、痔核脱垂于肛门外、肿胀疼痛等症状。

私人定制刮痧配搭档

分型	症状特点	刮痧手法	刮痧搭档
实热 湿热下注	便血色鲜,量较多,肛内肿物外脱,可自行回缩,肛门灼热	用按压力大、速度慢的手法刮痧	加次髎、血海拔罐,按揉二白
虚 脾虚气陷	肛门下坠感,痔核脱出需手法复位,便血色鲜或淡。面色少华,神疲乏力,少气懒言,纳少便溏	补法刮痧	加艾灸百会、公孙,按揉足三里
虚实兼有 气滞血瘀	肛内肿物脱出,甚或嵌顿,肛管紧缩,坠胀疼痛,甚则肛缘有血栓形成水肿,触痛明显	平补平泻法刮痧	加痔疮拔罐,长强或商阳处点刺放血

刮拭部位

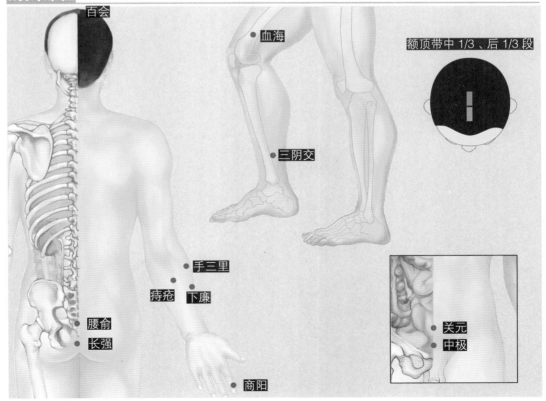

方法一　刮拭头部全息穴区、手部经穴

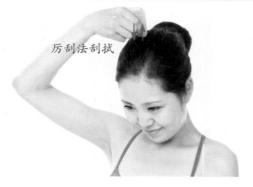

厉刮法刮拭

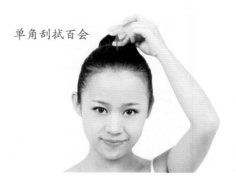

单角刮拭百会

1 以厉刮法刮拭额顶带中1/3及后1/3段。

2 用单角刮法刮拭头顶百会。用刮痧板的凹槽刮拭拇指及食指，用推刮法刮拭商阳。

方法二　刮拭背部、腹部相关经穴

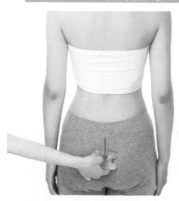

依次刮拭各穴

1 以面刮法从上向下刮拭背部腰俞至长强，上臂部奇穴痔疮。

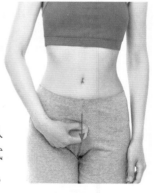

2 用面刮法从上向下刮拭腹部关元至中极。

刮至小腹微热

方法三　刮拭四肢相关经穴

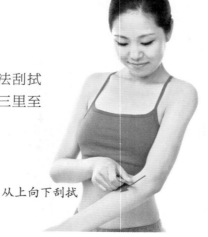

1 以面刮法刮拭上肢手三里至下廉。

从上向下刮拭

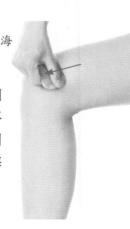

刮拭或按揉血海

2 用面刮法或平面按揉法刮拭下肢血海和三阴交。

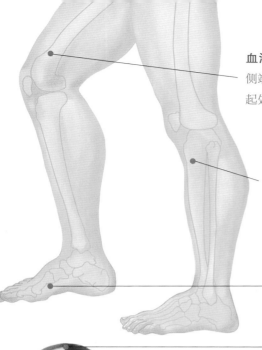

血海：在股前区，髌底内侧端上 2 寸，股内侧肌隆起处。

足三里：在小腿前外侧，犊鼻下 3 寸，犊鼻与解溪连线上。

公孙：在跖区，第 1 跖骨底部前下方，赤白肉际处。

百会：在头部正中线上，前发际正中直上 5 寸。

命门：在脊柱区，后正中线上，第 2 腰椎棘突下凹陷中。

次髎：在正对第 2 骶后孔中。

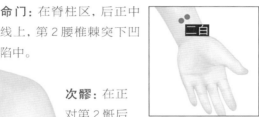

二白：在前臂前区，腕掌侧远端横纹上 4 寸，桡侧腕屈肌腱的两侧，一侧有 2 穴。

痔疮：在前臂伸侧面，尺桡骨之间，前臂背侧腕关节至肘关节连线的上 1/3 处。

长强：在会阴区，尾骨下方，尾骨端与肛门连线的中点处。

商阳：在食指末节桡侧，指甲角侧上方 0.1 寸。

刮痧搭档

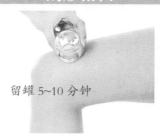

留罐 5~10 分钟

湿热下注证痔疮患者在次髎、血海拔罐各 5~10 分钟。按揉二白 3 分钟。

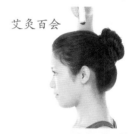

艾灸百会

脾虚气陷证痔疮患者艾灸百会、公孙，再按揉足三里 3 分钟。

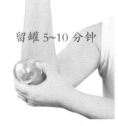

留罐 5~10 分钟

气滞血瘀证痔疮患者在痔疮拔罐 5~10 分钟。

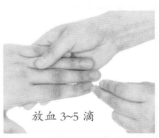

放血 3~5 滴

气滞血瘀证痔疮患者在长强或商阳点刺放血。

五官科病症

牙痛

牙痛是指牙齿疼痛，咀嚼困难，遇冷、热、酸、甜等刺激，则疼痛加重的症状，或伴有牙龈肿胀，或龈肉萎缩、牙齿松动、牙龈出血等，可见于各种牙病，如牙龈炎、牙髓炎、牙神经痛、龋齿、冠周炎等。

中医治疗牙痛，需分清虚实。虚火牙痛是肾精不足所致，实火牙痛是肠胃积热所致。根据经脉的循行规律，上牙痛与胃经有关，下牙痛与大肠经有关。

私人定制刮痧配搭档

分型	症状特点	刮痧手法	刮痧搭档
虚 虚火牙痛	牙痛隐隐，时作时止，常在夜晚加重，或呈慢性轻微疼痛，齿龈微肿微红，齿根松动，无口臭，可兼头晕耳鸣、腰酸等	补法刮痧	加按揉太溪，且用双手掌摩擦腰部命门、肾俞
热 实火牙痛	牙痛甚剧，牙龈红肿，兼有口臭、便秘，或有牙龈肿胀，连及腮颊，出血出脓等	用按压力大、速度慢的手法刮痧	加风池拔罐，且按揉二间、合谷、内庭

刮拭部位

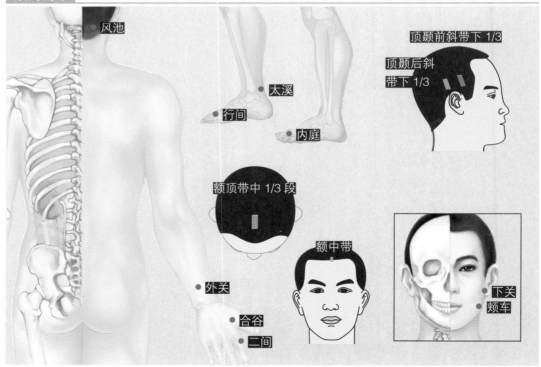

方法一 刮拭头部、面部全息穴区及经穴

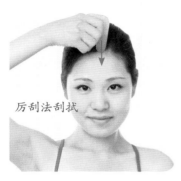
厉刮法刮拭

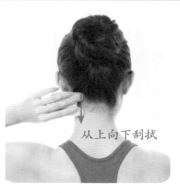
从上向下刮拭

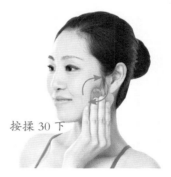
按揉 30 下

1 用厉刮法分别刮拭头部额中带，额顶带中 1/3 段，顶颞前、后斜带下 1/3。

2 用单角刮法刮拭后头部风池。

3 用平面按揉法按揉面部下关、颊车。

方法二 刮拭手足经穴

1 用平面按揉法按揉手背合谷。用面刮法刮拭手背二间，腕部外关。

以有酸胀感为度

2 用平面按揉法按揉下肢太溪，用垂直按揉法按揉足背部行间、内庭。

按揉 3 分钟

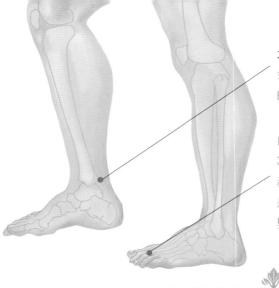

太溪：在踝区，内踝尖与跟腱后缘连线的中点凹陷中。

内庭：在足背，第2、3趾间，趾蹼缘后方赤白肉际处，也就是皮肤颜色深浅交界处。

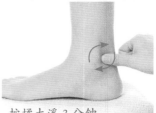

按揉太溪3分钟

虚火证牙痛患者每天按揉太溪3分钟。

专家提示

　　五官科病症虽然病在五官，但其根源是经络脏腑气血失调，因此均要刮拭身体部位经穴以治本。为避免出痧影响容貌，刮拭面部经穴应用角度小的慢速刮拭法，多用平刮法和平面按揉法。

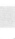

风池：在颈后区，枕骨之下，胸锁乳突肌上端与斜方肌上端之间的凹陷中。

命门：在脊柱区，后正中线上，第2腰椎棘突下凹陷中。

肾俞：在脊柱区，第2腰椎棘突下，后正中线旁开1.5寸。

合谷：在手背，第2掌骨桡侧中点处。

二间：在手指第2掌指关节桡侧近端凹陷中。

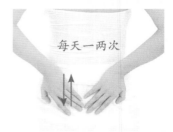

每天一两次

虚火证牙痛患者用双手掌摩擦腰部命门、肾俞各100下。

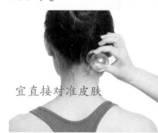

宜直接对准皮肤

实火证牙痛患者在风池处拔罐5~10分钟。

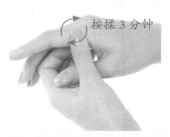

按揉3分钟

实火证牙痛患者每天按揉二间、合谷、内庭各3分钟。

鼻窦炎、过敏性鼻炎

鼻窦炎是常见的鼻窦黏膜化脓性炎症，以鼻流腥臭脓涕、鼻塞、嗅觉减退为主症，常伴头痛。鼻窦炎常继发于上呼吸道感染或急性鼻炎。全身症状有畏寒、发热、食欲缺乏、便秘等。局部症状因鼻腔黏膜肿胀和分泌物增多，而见鼻塞加重，多流浓稠涕，或鼻涕发臭。分泌物潴留和鼻窦内黏膜肿胀，压迫神经末梢，常引起头痛及局部疼痛。

过敏性鼻炎与体质、气候干燥、花粉等过敏原有关，以持续性打喷嚏、流鼻涕为主症，可参照鼻窦炎的刮痧部位和方法治疗。

私人定制刮痧配搭档

分型	症状特点	刮痧手法	刮痧搭档
虚 肺脾气虚	交替性鼻塞，时轻时重，流清涕，遇寒加重；面色苍白或萎黄，纳呆，腹胀，便溏，肢困	补法刮痧，不追求出痧	加艾灸迎香，按揉迎香、印堂、合谷
实热 湿热痰凝	持续鼻塞无歇，涕多或黄稠而黏，嗅觉迟钝，咳嗽多痰，头痛头昏	用按压力大、速度慢的手法刮痧	加肺俞、胆俞、脾俞拔罐，按揉合谷

刮拭部位

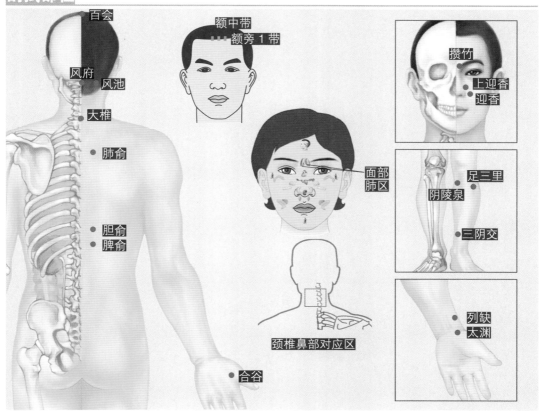

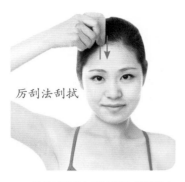

厉刮法刮拭

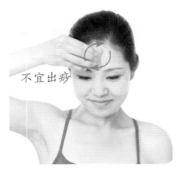

不宜出痧

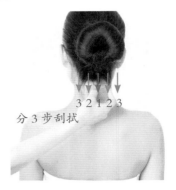

分 3 步刮拭

3 2 1 2 3

1 以厉刮法刮拭头部额中带、额旁 1 带。用单角刮法刮拭头顶部百会和头颈部风池。

2 用平面按揉法按揉面部肺区、上迎香、迎香，用推刮法刮拭攒竹。

3 以面刮法和双角刮法刮拭颈椎鼻部对应区（颈椎第 2~5 节督脉及两侧区域）。

方法二　刮拭背部经穴

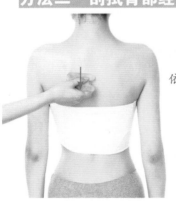

依次刮拭各穴

1 以面刮法从上向下刮拭背部肺俞、胆俞至脾俞。

2 过敏性鼻炎加用面刮法从上向下刮拭风府至大椎，用单角刮法从上向下刮拭风池。

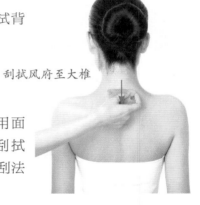

刮拭风府至大椎

方法三　刮拭四肢经穴

1 用面刮法刮拭上肢列缺至太渊，用平面按揉法按揉手背合谷。

刮拭列缺至太渊

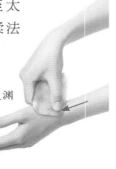

向下刮拭阴陵泉

2 以面刮法刮拭下肢自阴陵泉至三阴交，刮拭足三里。

攒竹：在面部，眉头凹陷中，眶上切迹处。

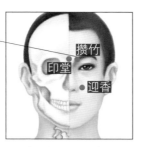

迎香：在面部，鼻翼外缘中点，鼻唇沟中。

印堂：在头部，两眉头连线中点处。

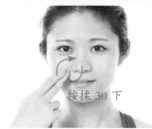

按揉 30 下

肺脾气虚证鼻窦炎患者每天艾灸迎香 5~10 分钟，或每天按揉迎香 3 分钟。

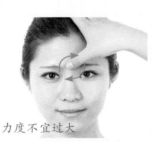

力度不宜过大

肺脾气虚证鼻窦炎患者每天按揉印堂、合谷各 3 分钟。

肺俞：在脊柱区，第 3 胸椎棘突下，后正中线旁开 1.5 寸。

胆俞：在脊柱区，第 10 胸椎棘突下，后正中线旁开 1.5 寸。

脾俞：在脊柱区，第 11 胸椎棘突下，后正中线旁开 1.5 寸。

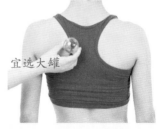

宜选大罐

湿热痰凝证鼻窦炎患者在肺俞、胆俞、脾俞各拔罐 5~10 分钟。

合谷：在手背，第 2 掌骨桡侧中点处。

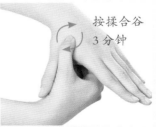

按揉合谷 3 分钟

湿热痰凝证鼻窦炎患者每天按揉合谷 3 分钟。

咽喉肿痛

咽喉肿痛是指咽喉部红肿疼痛的症状。多见于外感及咽喉部疾病。许多全身疾病包括传染病、神经系统病、内分泌异常，以及代谢障碍等病症也常会出现此症。咽喉肿痛以扁桃体炎最为多见。急性期起病急骤，以发热、咽痛、扁桃体红肿、有黄白色渗出物为主要表现。多次发作易转为慢性。慢性咽喉肿痛可能成为风湿热和肾炎等病的诱因。急慢性扁桃体炎、咽炎，吞咽困难，咽感觉异常，打鼾，喉炎均可参照本症刮痧治疗。

私人定制刮痧配搭档

分型	症状特点	刮痧手法	刮痧搭档
虚 肺肾阴虚	咽喉轻微红肿，色暗红，疼痛较轻，伴口干舌燥、手足心热，或伴有虚烦失眠、耳鸣	补法刮痧	加按揉太溪、照海、鱼际
实 热 肺胃实热	咽喉红肿疼痛，吞咽困难，声音嘶哑，痰多黏稠，伴发热头痛、口干渴、便秘尿黄	用按压力大、速度慢的手法刮痧	加大椎、肺俞、天突拔罐，按揉少商、合谷、内庭

刮拭部位

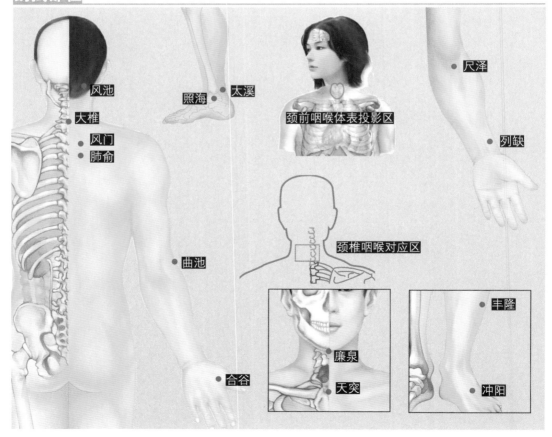

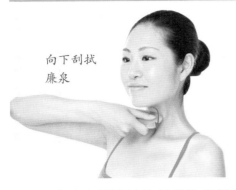

向下刮拭
廉泉

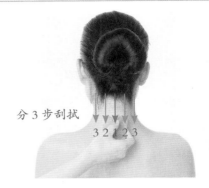

分3步刮拭

3 2 1 2 3

1 用面刮法刮拭颈前咽喉体表投影区，即从颈部正中廉泉缓慢向下刮拭至天突，用刮痧板角部缓慢轻刮天突。再用面刮法刮拭喉结两侧部位。

2 用面刮法和双角刮法刮拭颈椎咽喉对应区（颈椎第4~6节督脉及两侧区域）。

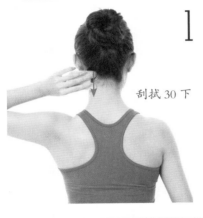

刮拭30下

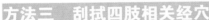

1 以单角刮法刮拭后头部双侧风池。

2 以面刮法从上向下刮拭背部大椎和膀胱经风门至肺俞。

依次刮拭各穴

1 以面刮法刮拭上肢尺泽、曲池、列缺，用平面按揉法按揉手背合谷。

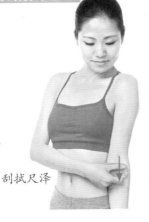

刮拭尺泽

2 用面刮法刮拭下肢丰隆、足背冲阳，用平面按揉法按揉足踝处太溪和照海。

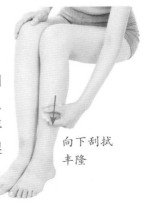

向下刮拭
丰隆

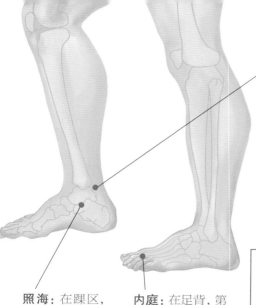

太溪：在踝区，内踝尖与跟腱后缘连线的中点凹陷中。

照海：在踝区，内踝尖下1寸，内踝下缘边际凹陷中。

内庭：在足背，第2、3趾间，趾蹼缘后方赤白肉际处，也就是皮肤颜色深浅交界处。

鱼际：在手外侧，第1掌骨桡侧中点赤白肉际处。

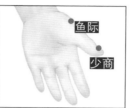

少商：在手指，拇指末节桡侧，指甲根角侧上方0.1寸（指寸）。

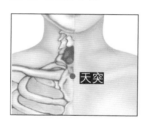

天突：在颈前区，胸骨上窝中央，前正中线上。

大椎：在脊柱区，第7颈椎棘突下凹陷中，后正中线上。

肺俞：在脊柱区，第3胸椎棘突下，后正中线旁开1.5寸。

合谷：在手背，第2掌骨桡侧中点处。

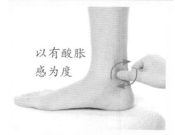

以有酸胀感为度

肺肾阴虚证咽喉肿痛者每天按揉太溪、照海、鱼际各3分钟。

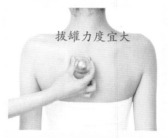

拔罐力度宜大

肺胃实热证咽喉肿痛者在大椎、肺俞、天突各拔罐5~10分钟。

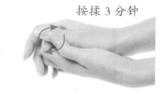

按揉3分钟

肺胃实热证咽喉肿痛者每天按揉少商、合谷各3分钟。

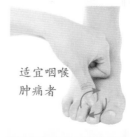

适宜咽喉肿痛者

肺胃实热证咽喉肿痛者每天按揉内庭3分钟。

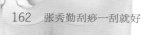

目赤肿痛

目赤肿痛为多种眼科疾患中的一个急性症状，俗称暴发火眼或红眼，常见眼睛红肿、怕光、流泪、目涩难睁、眼睑肿胀等症状，可伴头痛、发热、口苦、咽痛，经常是由于急性结膜炎、结核性结膜炎、急性流行性结膜炎、急性出血性结膜炎等病所致。中医认为，风热湿邪或肝胆火邪侵袭目窍是导致目赤肿痛的根本原因，所以刮痧治疗时以疏风泄热为主。

私人定制刮痧配搭档

分型	症状特点	刮痧手法	刮痧搭档
实热 外感风热	由外感风热引起，起病较急，患眼灼热、流泪、畏光、眼睑肿胀、白睛红赤、痒痛皆作，眵多黄黏，伴头痛、鼻塞	用按压力小、速度慢的手法刮痧	加肺俞拔罐，且在太阳或耳尖点刺出血
实热 肝胆火盛	起病稍缓，病初眼有异物感，视物模糊不清、畏光、涩痛、白睛混赤肿胀，伴口苦咽干、便秘、耳鸣	用按压力大、速度慢的手法刮痧	加肝俞、胆俞拔罐，按揉太阳、合谷、侠溪

刮拭部位

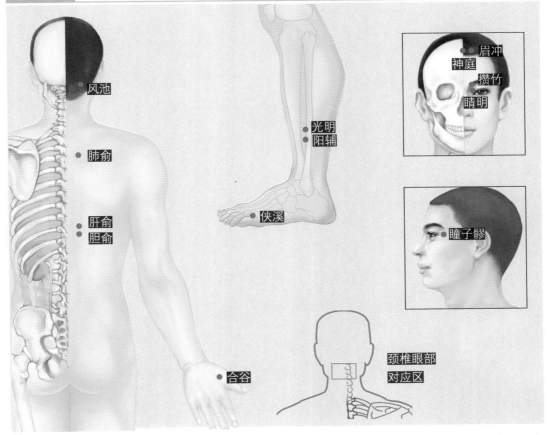

风池
光明
阳辅
肺俞
肝俞
胆俞
侠溪
合谷
眉冲
神庭
攒竹
睛明
瞳子髎
颈椎眼部对应区

方法一　刮拭头面、颈部全息穴区，经穴

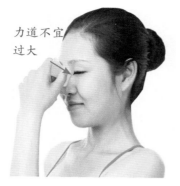

力道不宜
过大

1 用垂直按揉法按揉睛明，用面刮法刮拭患侧攒竹，用平面按揉法按揉患侧瞳子髎。

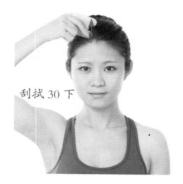

刮拭 30 下

2 用单角刮法刮拭眉冲、神庭，用单角刮法刮拭头颈部风池。

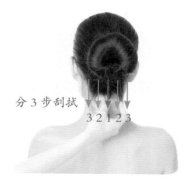

分 3 步刮拭
3 2 1 2 3

3 用面刮法和双角刮法从上向下刮拭颈椎眼部对应区（颈椎第 1~3 节督脉及两侧区域）。

方法二　刮拭背部经穴

用面刮法自上而下刮拭背部肺俞、肝俞、胆俞。

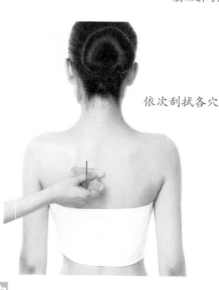

依次刮拭各穴

方法三　刮拭上下肢经穴

1 用平面按揉法按揉合谷。

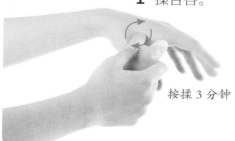

按揉 3 分钟

2 用面刮法刮拭小腿外侧光明至阳辅，用垂直按揉法按揉侠溪。

从上往下刮拭

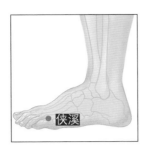

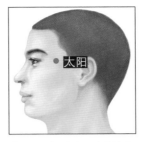

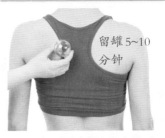

侠溪：足背外侧，第 4、5 趾间，趾蹼缘后方赤白肉际处。

太阳：在头部，眉梢与目外眦之间，向后约 1 横指的凹陷中。

外感风热证目赤肿痛者在肺俞拔罐 5~10 分钟。

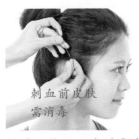

外感风热证目赤肿痛者在太阳或耳尖点刺出血。

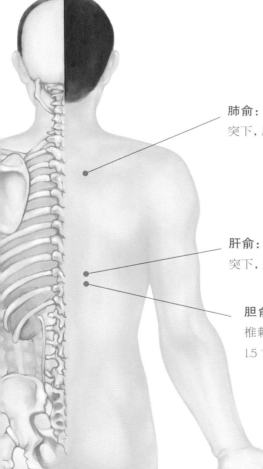

肺俞：在脊柱区，第 3 胸椎棘突下，后正中线旁开 1.5 寸。

肝俞：在脊柱区，第 9 胸椎棘突下，后正中线旁开 1.5 寸。

胆俞：在脊柱区，第 10 胸椎棘突下，后正中线旁开 1.5 寸。

合谷：在手背，第 2 掌骨桡侧中点处。

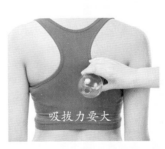

肝胆火盛证目赤肿痛者在肝俞、胆俞各拔罐 5~10 分钟。

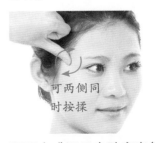

肝胆火盛证目赤肿痛者每天按揉太阳、合谷、侠溪各 3 分钟。

近视

远视力降低，视力疲劳称为近视。近视只能看近不能看远，与遗传、发育不良或用眼不当，看电脑、手机、看书写字姿势不当，用眼过度有关，逐渐出现视力减退，眼肌疲劳，甚至还伴有眼胀、头痛等症状。中医认为，近视与肝肾阴亏、气血不足有关。所列刮痧部位也适用于弱视、老花眼、视力减退、眼肌疲劳，还可以预防和治疗各种眼疾。

私人定制刮痧配搭档

分型	症状特点	刮痧手法	刮痧搭档
虚 心脾两虚	视近清晰，视远模糊，视力减退，目喜垂闭，或伴有心烦、失眠、健忘、神疲乏力、食欲缺乏、畏寒肢冷	补法刮痧	加艾灸光明，按揉足三里、阴陵泉
虚 肝肾亏虚	远视力下降，目视昏暗，眼前黑花飞舞，迎风流泪，伴头昏耳鸣、夜寐多梦、腰膝酸软	补法刮痧	加按揉瞳子髎、睛明，摩擦腰部肝俞、肾俞

刮拭部位

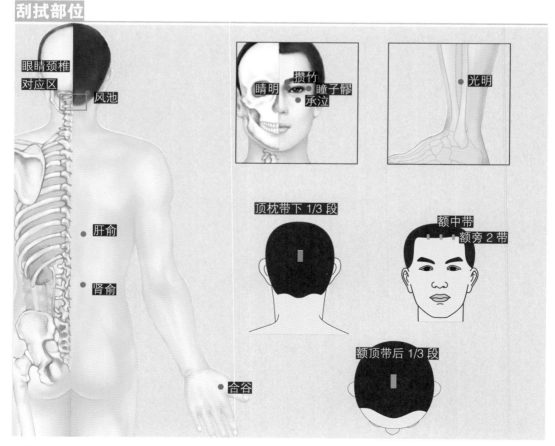

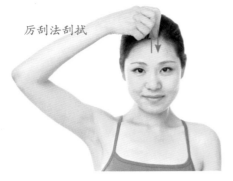

厉刮法刮拭

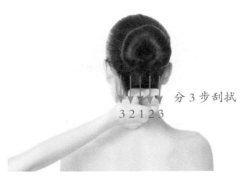

分3步刮拭

3 2 1 2 3

1 用厉刮法依次刮拭额中带，额旁 2 带，额顶带后 1/3 段，顶枕带下 1/3 段。

2 先用面刮法刮拭颈部后正中线颈椎 1~3 节部位的眼睛颈椎对应区，以双角刮法刮拭 1~3 节颈椎两侧的膀胱经部位，再刮拭风池，从风池刮至颈根部。

方法二　刮拭头面部、背部经穴

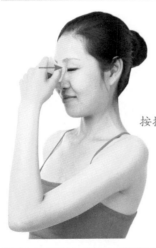

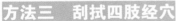
按揉各穴 3 分钟

1 用垂直按揉法按揉睛明，用平面按揉法按揉面部攒竹、瞳子髎、承泣。

刮拭风池

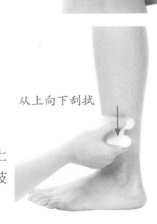

2 用单角刮法刮拭后头部风池。用面刮法从上向下刮拭背部肝俞、肾俞。

方法三　刮拭四肢经穴

1 用平面按揉法按揉手背部合谷。

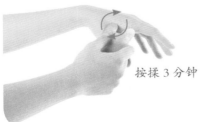

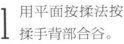
按揉 3 分钟

从上向下刮拭

2 用面刮法从上向下刮拭下肢外侧光明。

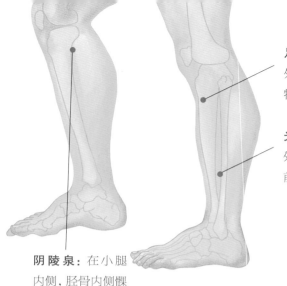

足三里：在小腿前外侧，犊鼻下3寸，犊鼻与解溪连线上。

光明：在小腿外侧，外踝尖上5寸，腓骨前缘。

阴陵泉：在小腿内侧，胫骨内侧髁下缘与胫骨内侧缘之间的凹陷中。

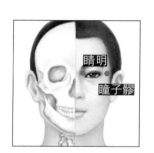

睛明：在面部，目内眦内上方眶内侧壁凹陷中。

瞳子髎：在面部，目外眦旁，眶骨外侧缘处。

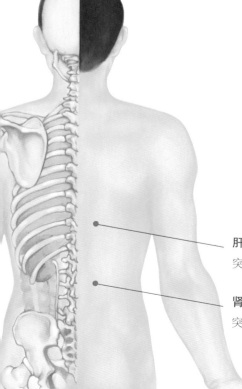

肝俞：在脊柱区，第9胸椎棘突下，后正中线旁开1.5寸。

肾俞：在脊柱区，第2腰椎棘突下，后正中线旁开1.5寸。

刮痧搭档

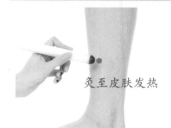

灸至皮肤发热

心脾两虚证患者每天艾灸光明5~10分钟。

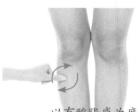

以有酸胀感为度

心脾两虚证患者每天用双手掌摩擦生热后，空掌盖住双眼5~10秒钟。每天按揉足三里、阴陵泉各3分钟。

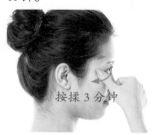

按揉3分钟

肝肾亏虚证患者每天按揉瞳子髎、睛明各3分钟。

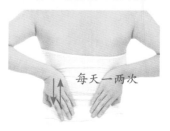

每天一两次

肝肾亏虚证患者用双手掌摩擦腰部肝俞、肾俞各100下。

干眼症

随着环境的变化，工作压力增大，电脑、手机、空调等广泛使用，以及戴隐形眼镜，越来越多的人会感觉到眼睛干涩不适、有异物感、痒、视物模糊，这种情况被称为"干眼病"。现代医学认为，干眼病主要是泪液分泌不足。中医认为，津液缺乏不能濡养眼睛会出现眼睛干涩，与阴虚燥热、气阴两虚有关。

私人定制刮痧配搭档

分型	症状特点	刮痧手法	刮痧搭档
虚 肺阴不足	眼干涩，少泪发痒，白睛有红血丝，视久容易疲劳，甚至视物模糊，干咳少痰、咽干便秘	平补平泻法刮痧，浅痧即改为补法刮痧	加按揉睛明、太渊、合谷
虚 肝肾亏损	眼干涩异物感，双目频眨，畏光，视物欠佳，久视则诸症加重。全身可兼见口干少津，腰膝酸软，头晕耳鸣，夜寐多梦	补法刮痧	加摩擦腰背部脾俞、肾俞，且按揉太冲、照海

刮拭部位

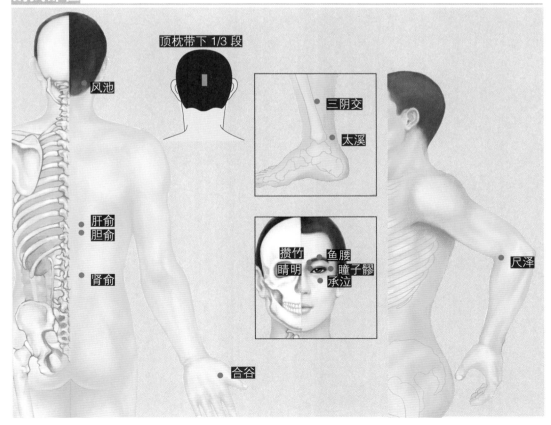

顶枕带下 1/3 段

风池　三阴交　太溪　肝俞　胆俞　肾俞　攒竹　鱼腰　睛明　瞳子髎　承泣　尺泽　合谷

方法一　刮拭头部全息穴区及经穴

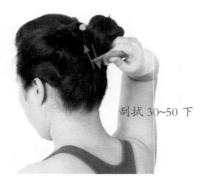

刮拭 30~50 下

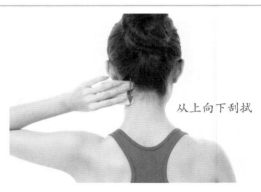

从上向下刮拭

1 用厉刮法刮拭后头部顶枕带下 1/3 段视神经对应区。

2 用单角刮法刮拭风池。

方法二　刮拭眼周经穴

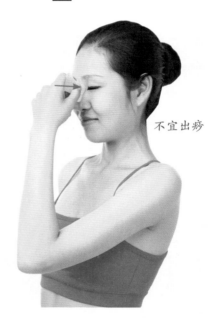

不宜出痧

将少量美容刮痧乳涂在美容刮痧板边缘，用垂直按揉法按揉睛明后，用平面按揉法按揉攒竹、鱼腰、瞳子髎、承泣各 5~10 下。

方法三　刮拭背部、下肢经穴

1 用面刮法从上向下刮拭背部肝俞、胆俞、肾俞。

刮拭按压力小至局部微热

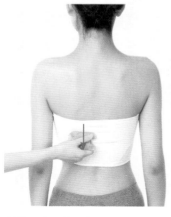

刮拭三阴交

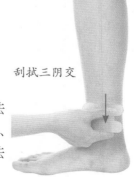

2 用平面按揉法按揉上肢尺泽、下肢太溪，用面刮法刮拭下肢三阴交。

太渊：在腕前区，腕掌侧横纹桡侧，桡动脉搏动处。

太冲：在足背，第1、2 跖骨间，跖骨底接合部前方凹陷中，或触及动脉搏动处。

照海：在踝区，内踝尖下1寸，内踝下缘边际凹陷中。

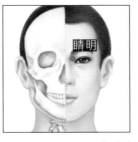

睛明

睛明：在面部，目内眦内上方眶内侧壁凹陷中。

脾俞：在脊柱区，第11胸椎棘突下，后正中线旁开1.5寸。

肾俞：在脊柱区，第2腰椎棘突下，后正中线旁开1.5寸。

合谷：在手背，第2掌骨桡侧中点处。

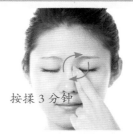

按揉3分钟

肺阴不足证干眼症患者用大拇指指腹按揉睛明3分钟。

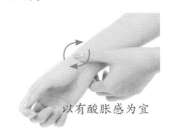

以有酸胀感为宜

肺阴不足证干眼症患者用大拇指指腹按揉太渊、合谷各3分钟。

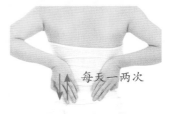

每天一两次

肝肾亏损证干眼症患者双手掌摩擦腰背部脾俞、肾俞各100下。

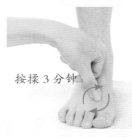

按揉3分钟

肝肾亏损证干眼症患者用大拇指按揉太冲、照海各3分钟。

妇科病症

🐚 月经不调

月经不调指月经的周期或经量出现异常，如月经周期紊乱，或经期长短，以及经量、色、质的异常，包括月经先期、后期、先后无定期，及月经过多或过少等。各证型月经不调及不孕症都参照下面方法刮痧，只是血虚证用补法刮痧，其余证型用平补平泻法刮痧。

私人定制刮痧配搭档

分型	症状特点	刮痧手法	刮痧搭档
虚 实 兼 有 血寒证	经期错后，量少，经色紫暗有块，小腹冷痛，喜按喜揉，得热痛减，畏寒肢冷	平补平泻法刮痧，出痧后改为补法刮痧	加艾灸关元、肾俞
实 血热证	经期提前，量多，色鲜红，质稠，面色红赤，心胸烦闷，渴喜冷饮，大便燥结，小便短赤	用按压力大、速度慢的手法刮痧	加肝俞、血海拔罐
虚 气虚证	面色苍白或萎黄，经期提前或错后，血量少而色淡质稀，或经血量多，神疲肢倦，气短懒言，小腹空坠，纳少便溏，头晕眼花，心悸失眠	补法刮痧，不追求出痧	加按揉三阴交、足三里，艾灸太白
虚 实 兼 有 气滞血瘀	月经先后无定期、经期延长、淋漓不断，或月经过少，血色暗红夹有血块，伴有小腹胀痛，情志郁结	用按压力大、速度慢的手法刮痧	加血海、中极拔罐，按揉太冲、太溪

刮拭部位

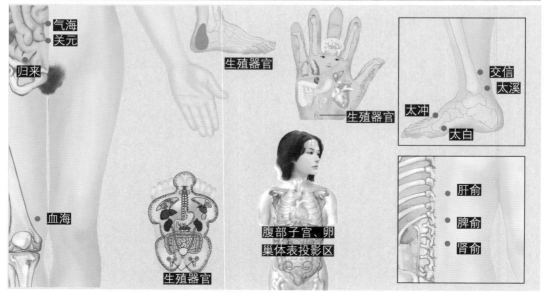

气海
关元
归来
血海
生殖器官
生殖器官
腹部子宫、卵巢体表投影区
生殖器官
交信
太溪
太冲
太白
肝俞
脾俞
肾俞

方法一 刮拭生殖器官全息穴区

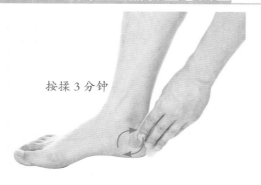

按揉 3 分钟

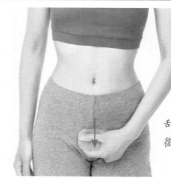

刮至小腹
微微发热

1 用平面按揉法按揉手掌和足底及足踝
内外侧生殖器官全息穴区。

2 用面刮法从上向下刮拭腹部子宫、卵
巢体表投影区。

方法二 刮拭背部、腹部经穴

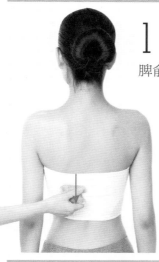

1 用面刮法从上向下
刮拭背腰部肝俞、
脾俞、肾俞。

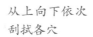

从上向下依次
刮拭各穴

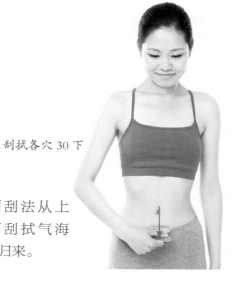

刮拭各穴 30 下

2 用面刮法从上
向下刮拭气海
至关元和归来。

方法三 刮拭下肢经穴

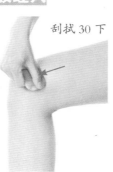

刮拭 30 下

1 用面刮法从
上向下刮拭
血海、交信。

2 用垂直按揉法
按揉太冲,用平
面按揉法按揉太溪。

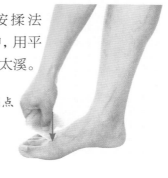

垂直按揉穴位痛点

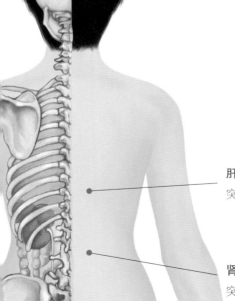

中 极：在下腹部，脐中下4寸，前正中线上。

血 海：在股前区，髌底内侧端上2寸，股内侧肌隆起处。

太 冲：在足背，第1、2跖骨间，跖骨底接合部前方凹陷中，或触及动脉搏动处。

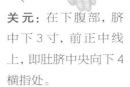

关 元：在下腹部，脐中下3寸，前正中线上，即肚脐中央向下4横指处。

足三里：在小腿前外侧，犊鼻下3寸，犊鼻与解溪连线上。

三阴交：在小腿内侧，内踝尖上3寸，胫骨内侧缘后际。

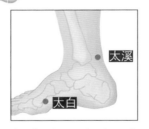

太 溪：在踝区，内踝尖与跟腱之间的凹陷中。

太 白：在跖区，第1跖趾关节后缘，赤白肉际凹陷中。

肝 俞：在脊柱区，第9胸椎棘突下，后正中线旁开1.5寸。

肾 俞：在脊柱区，第2腰椎棘突下，后正中线旁开1.5寸。

刮痧搭档

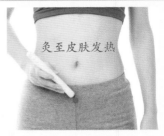

灸至皮肤发热

血寒证患者每天艾灸关元、肾俞各5~10分钟。

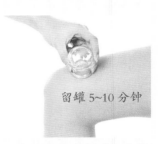

留罐5~10分钟

血热证患者在肝俞、血海等处拔罐各5~10分钟。

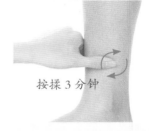

按揉3分钟

气虚证患者每天按揉三阴交、足三里各3分钟。艾灸太白5~10分钟。

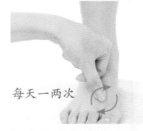

每天一两次

气滞血瘀证患者在血海、中极拔罐各5~10分钟，每天按揉太冲、太溪各3分钟。

痛经

痛经是妇女在行经期间或行经前后出现周期性的小腹或腰骶部疼痛、坠胀，甚至疼痛剧烈难忍，有的患者可能伴有恶心等症状。痛经一般以青年女性较多见。现在医学分为原发性痛经和继发性痛经两类。刮痧治疗痛经要分清寒热虚实，以月经期前一周内刮拭效果最好，可以避免或减轻痛经的症状。严重的顽固性痛经应去医院做妇科检查明确诊断。注意经期卫生，避免精神刺激，防止受凉或过食生冷。

私人定制刮痧配搭档

分型	症状特点	刮痧手法	刮痧搭档
虚实兼有 寒湿凝滞	经前或经期小腹冷痛，隐隐作痛，喜按，得温则痛减，经血色暗，畏寒肢冷，腰腿酸软，小便清长	平补平泻法刮痧，出痧即改为补法刮痧	加艾灸中极、水道、地机
虚 气血亏虚	痛经在经期或经后，痛势绵绵不休，喜按，月经量少，色淡质稀，头晕心悸，腰酸肢倦，饮食减少	补法刮痧，不追求出痧	加摩擦脾俞、肾俞，按揉足三里、照海
实 气滞血瘀	痛经经行不畅，少腹胀痛较剧，腹痛拒按，经色紫红而夹有血块，血块排出后痛减，或胀痛连两胁，面色青黯	用按压力大、速度慢的手法刮痧，出痧后即改为补法刮痧	加次髎、气海拔罐，且按揉太冲

刮拭部位

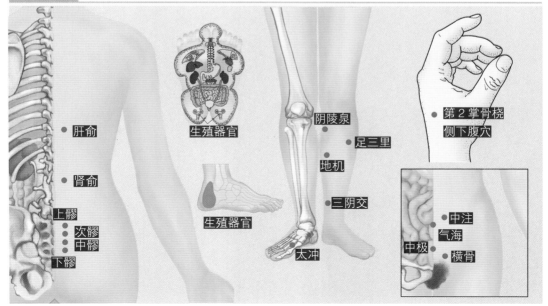

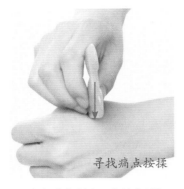

寻找痛点按揉

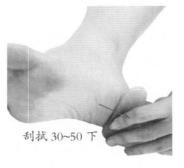

刮拭 30~50 下

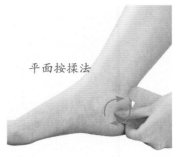

平面按揉法

1 用垂直按揉法按揉第 2 掌骨桡侧下腹穴，寻找疼痛敏感点，重点按揉。

2 用面刮法刮拭足底生殖器官穴区。

3 用平面按揉法按揉足踝内外侧生殖器官穴区。

1 用面刮法从上向下刮拭腰部肝俞、肾俞，用双角刮法刮拭八髎。

刮至小腹微微发热

从上向下刮拭各穴

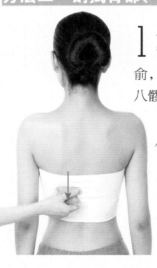

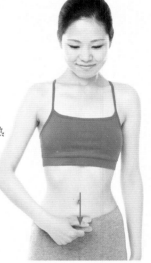

2 从上向下刮拭腹部任脉气海至中极，肾经中注至横骨。

2 垂直按揉足部肝经太冲。

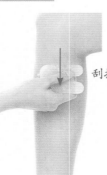

刮拭阴陵泉

1 从上向下刮拭下肢脾经阴陵泉至地机、三阴交，胃经足三里。

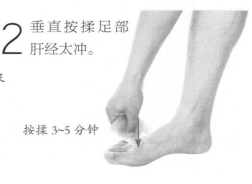

按揉 3~5 分钟

气海：在下腹部，脐中下1.5寸，前正中线上，也就是肚脐中央向下2横指处。

中极：在下腹部，脐中下4寸，前正中线上。

太冲：在足背，第1、2跖骨间，跖骨底接合部前方凹陷中，或触及动脉搏动处。

照海：在内踝尖下1寸，内踝下缘凹陷中。

水道：在下腹部，脐中下3寸，前正中线旁开2寸。

足三里：在小腿前外侧，犊鼻下3寸，犊鼻与解溪连线上。

地机：在小腿内侧，阴陵泉下3寸，胫骨内侧缘后际。

脾俞：在脊柱区，第11胸椎棘突下，后正中线旁开1.5寸。

肾俞：在脊柱区，第2腰椎棘突下，后正中线旁开1.5寸。

次髎：在第2骶后孔中。

刮痧搭档

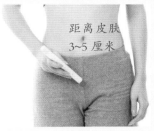

距离皮肤3~5厘米

寒湿凝滞证患者每天艾灸中极、水道、地机各5~10分钟。

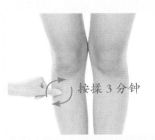

按揉3分钟

气血亏虚证患者每天用双手掌摩擦脾俞、肾俞100下，用大拇指按揉足三里、照海各3分钟。

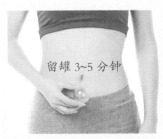

留罐3~5分钟

气滞血瘀证患者在次髎、气海各拔罐5~10分钟，并按揉太冲。

闭经

闭经或称经闭，是指女子年逾18岁月经尚未来潮，或曾来而又中断，达3个月以上的病症。闭经有多种原因，内分泌紊乱，如甲状腺、肾上腺皮质功能障碍，或精神、神经因素，消耗性疾病等，均能引起闭经。中医学根据闭经的原因分为血枯经闭和血滞经闭两大类。先天肾气不足，或后天肝肾亏损，或反复出血而闭经为血枯经闭；精神刺激，郁怒伤肝，肝气郁结，或经期受凉致闭经为血滞经闭。

私人定制刮痧配搭档

分型	症状特点	刮痧手法	刮痧搭档
虚 阴虚血燥	经血由少而渐至闭经，五心烦热，潮热汗出，两颧潮红。属于血枯经闭	平补平泻法刮痧，出痧后即改为补法刮痧	加按三阴交、太溪
虚 气血不足	月经延后，量少，色淡、质稀，继而闭经，面色不华，头晕目眩，心悸气短，神疲乏力。属于血枯经闭	补法刮痧，不追求出痧	加艾灸足三里，且用双手掌摩擦腰部命门、肾俞
实 气滞血瘀	精神刺激，肝气郁结，或经期受凉致经闭，烦躁易怒，胁肋胀痛，口苦咽干。属于血滞经闭	用按压力大、速度慢的手法刮痧	加膈俞、肝俞拔罐，按揉太冲、地机、中极

刮拭部位

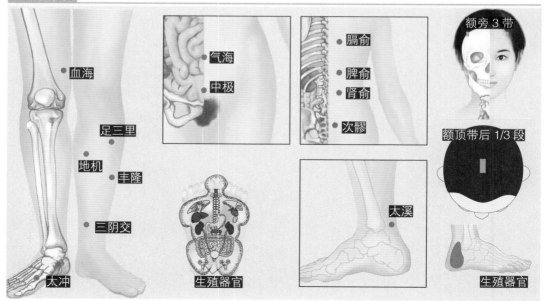

方法一 刮拭头部、足部生殖器官全息穴区

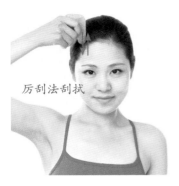

厉刮法刮拭

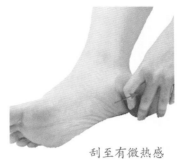

刮至有微热感

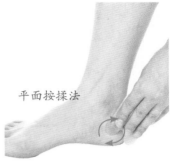

平面按揉法

1 用厉刮法刮拭头部双侧额旁 3 带，额顶带后 1/3 段。

2 用面刮法刮拭足底生殖器官穴区，刮至有微热感即可。

3 用平面按揉法按揉足踝内外侧生殖器官穴区，对疼痛敏感点做重点按揉。

方法二 刮拭背部、腹部经穴

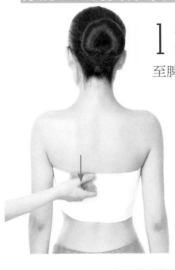

从上向下
依次刮拭

1 用面刮法从上向下刮拭背部双侧膈俞至脾俞、肾俞、次髎。

刮至小腹微微发热

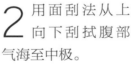

2 用面刮法从上向下刮拭腹部气海至中极。

方法三 刮拭下肢经穴

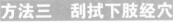

刮拭 30 下

1 用面刮法自上而下刮拭下肢血海、地机至三阴交，足三里至丰隆。

2 用垂直按揉法按揉足背太冲，用平面按揉法按揉足踝太溪。

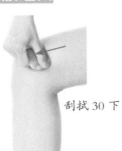

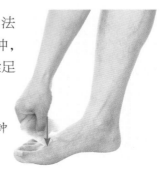

按揉 3 分钟

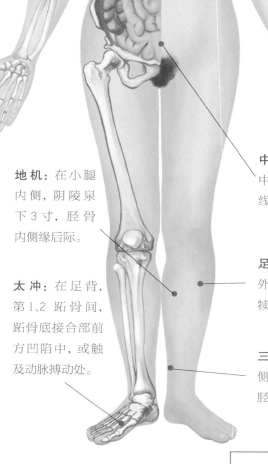

中极：在下腹部，脐中下4寸，前正中线上。

地机：在小腿内侧，阴陵泉下3寸，胫骨内侧缘后际。

太冲：在足背，第1、2跖骨间，跖骨底接合部前方凹陷中，或触及动脉搏动处。

足三里：在小腿前外侧，犊鼻下3寸，犊鼻与解溪连线上。

三阴交：在小腿内侧，内踝尖上3寸，胫骨内侧缘后际。

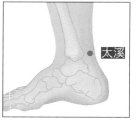

太溪：在踝区，内踝尖与跟腱之间的凹陷中。

膈俞：在脊柱区，第7胸椎棘突下，后正中线旁开1.5寸。

肝俞：在背部，第9胸椎棘突下，后正中线旁开1.5寸。

命门：在脊柱区，后正中线上，第2腰椎棘突下凹陷中。

肾俞：在脊柱区，第2腰椎棘突下，后正中线旁开1.5寸。

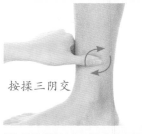

按揉三阴交

阴虚血燥证闭经者每天按揉三阴交、太溪各3分钟。

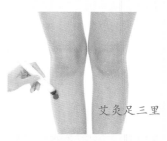

艾灸足三里

气血不足证闭经者每天艾灸足三里5~10分钟。用双手掌摩擦腰部命门、肾俞各100下。

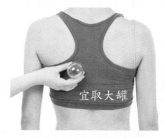

宜取大罐

气滞血瘀证闭经者在膈俞、肝俞拔罐各5~10分钟。

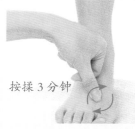

按揉3分钟

气滞血瘀证闭经者每天用大拇指按揉太冲、地机、中极各3分钟。

盆腔炎（带下病）

盆腔炎是指女性盆腔生殖器官、子宫周围的结缔组织及盆腔腹膜的炎症，是女性常见的妇科疾病。细菌逆行感染，通过子宫、输卵管而到达盆腔。妇女阴道内流出的黏稠液体，如涕唾，绵绵不断，故通常称"白带"。患盆腔炎时阴道分泌物增多，色、质、气味异常，中医称为"带下病"。阴道炎、子宫炎、宫颈炎、输卵管炎、卵巢炎均可照此刮痧。

私人定制刮痧配搭档

分型	症状特点	刮痧手法	刮痧搭档
虚 脾虚证	带下色白或淡黄，无臭味，质黏稠，连绵不绝，面色萎黄，食少便溏，精神疲倦，四肢倦怠	补法刮痧，不追求出痧	加艾灸带脉、阴陵泉、足三里
虚 肾虚证	带下色白，量多，质清晰，连绵不断，小腹发凉，腰部酸痛，小便频而清长，夜间尤甚，大便溏薄	补法刮痧，不追求出痧	加艾灸带脉、关元、肾俞
实 湿毒证	带下状如米泔，或黄绿如脓，或夹有血液，量多而臭，阴中瘙痒，口苦咽干，小腹作痛，小便短赤	用按压力大、速度慢的手法刮痧	加中极、下髎、带脉拔罐

刮拭部位

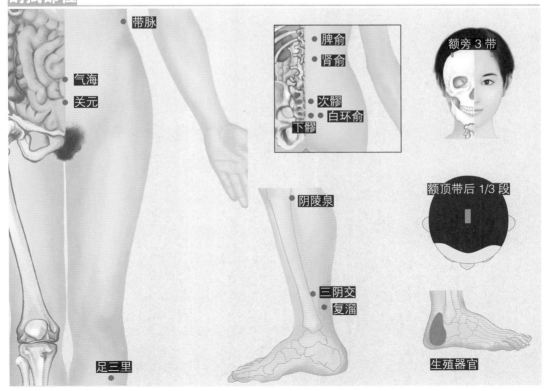

带脉　气海　关元　脾俞　肾俞　次髎　下髎　白环俞　额旁3带　阴陵泉　额顶带后1/3段　三阴交　复溜　足三里　生殖器官

方法一　刮拭头部、足部生殖器官全息穴区

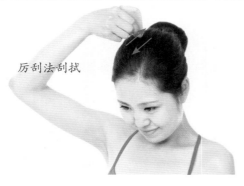

厉刮法刮拭

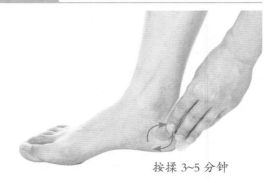

按揉 3~5 分钟

1 用厉刮法刮拭头部额旁 3 带，额顶带后 1/3 段。

2 用平面按揉法按揉足踝内外侧生殖器官穴区，揉至有微热感即可，对疼痛敏感处做重点按揉。

方法二　刮拭背部、腹部经穴

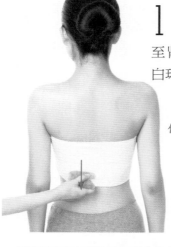

依次刮拭各穴

1 用面刮法自上而下刮拭背部双侧脾俞至肾俞，次髎至下髎、白环俞。

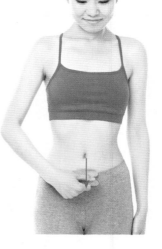

刮至小腹微微发热

2 用面刮法自上而下刮拭腹部任脉气海至关元，双侧带脉。

方法三　刮拭下肢经穴

按揉 30~50 下

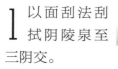

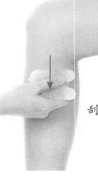

刮拭阴陵泉

1 以面刮法刮拭阴陵泉至三阴交。

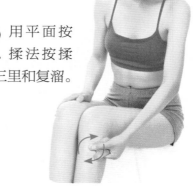

2 用平面按揉法按揉足三里和复溜。

中极：在下腹部，脐中下4寸，前正中线上。

带脉：在侧腹部，第11肋骨游离端垂线与脐水平线的交点上。

关元：在下腹部，脐中下3寸，前正中线上，即肚脐中央向下4横指处。

阴陵泉：在小腿内侧，胫骨内侧髁下缘与胫骨内侧缘之间的凹陷中。

足三里：在小腿前外侧，犊鼻下3寸，犊鼻与解溪连线上。

刮痧搭档

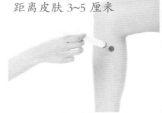

距离皮肤3~5厘米

脾虚证盆腔炎患者每天艾灸带脉、阴陵泉、足三里各5~10分钟。

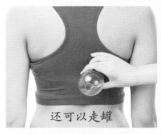

还可以走罐

肾虚证盆腔炎患者每天艾灸带脉、关元、肾俞各5~10分钟。

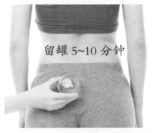

留罐5~10分钟

湿毒证盆腔炎患者在中极、下髎、带脉各拔罐5~10分钟。

脾俞：在脊柱区，第11胸椎棘突下，后正中线旁开1.5寸。

三焦俞：在脊柱区，第1腰椎棘突下，后正中线旁开1.5寸。

肾俞：在腰部，第2腰椎棘突下，后正中线旁开1.5寸。

下髎：在第4骶后孔中。

乳腺增生、乳腺炎

乳腺增生是妇女最常见的乳腺疾患，因内分泌紊乱导致乳腺生理增生与复旧不全所造成的乳腺结构紊乱症。临床表现为乳房出现片状、结节状、条索状、沙砾状非炎性的硬结肿块。肿块常为多发性，大小、数量不一，经前或恼怒时肿块可增大，胀痛加重，经后肿块缩小，胀痛减轻或消失。乳房表面、外形正常。患者常伴有头晕、烦躁、口苦、咽干等症。

乳腺炎、乳房纤维腺瘤可照此部位和方法刮痧。

私人定制刮痧配搭档

分型	症状特点	刮痧手法	刮痧搭档
虚 冲任失调	乳房疼痛，肿块质韧或局部增厚，经前期乳房肿胀不适，疼痛和肿块都变明显，经后缓解或消失，月经不调，腰酸无力	补法刮痧	加按揉关元、三阴交
实 肝郁痰凝	乳房胀痛，肿块呈单一片状，质软，触痛明显，疼痛和肿块与月经、情绪变化相关，忧郁或发怒后加重，情志舒畅时减轻	平补平泻法刮痧	加按揉中脘、丰隆，背部乳房投影区内的结节处拔罐

刮拭部位

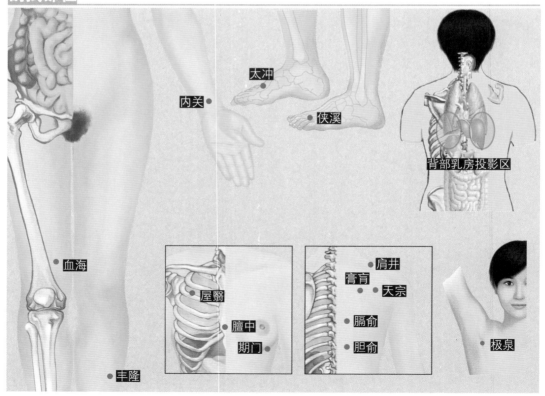

太冲

内关

侠溪

背部乳房投影区

血海

屋翳

膻中

期门

丰隆

肩井

膏肓

天宗

膈俞

胆俞

极泉

刮拭背部乳房投影区。以"十"字将两侧乳房投影区各划分为 4 个区域，分别用面刮法从上向下依次刮拭 4 个区域。边刮拭边寻找疼痛、结节等阳性反应，并重点刮拭阳性反应区。

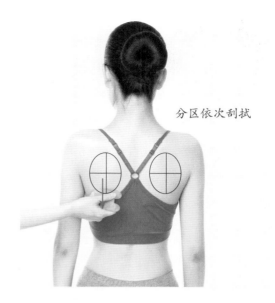

分区依次刮拭

方法二　刮拭背部、胸部经穴

1 以面刮法由内向外刮拭背部肩井，并自上而下刮拭背部膀胱经双侧膏肓、膈俞至胆俞，小肠经天宗。

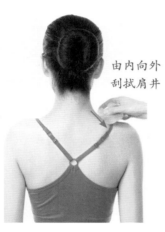

由内向外刮拭肩井

2 以单角刮法从上向下刮拭膻中。沿肋骨走向刮拭屋翳和期门。

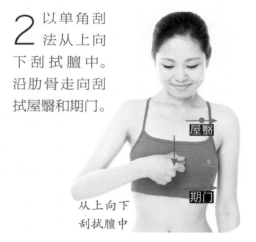

屋翳

期门

从上向下刮拭膻中

方法三　刮拭四肢经穴

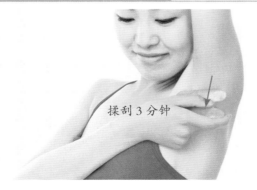

揉刮 3 分钟

1 用平面按揉法揉刮上肢极泉，用面刮法刮拭内关。

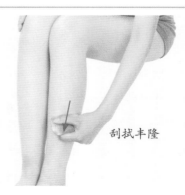

刮拭丰隆

2 用面刮法从上向下刮拭下肢胃经丰隆，脾经血海。用垂直按揉法按揉胆经侠溪，肝经太冲。

中脘：在上腹部，脐中上4寸，前正中线上。

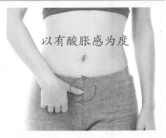

以有酸胀感为度

冲任失调证乳腺增生者每天按揉关元3分钟。

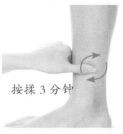

按揉3分钟

冲任失调证乳腺增生者每天按揉三阴交3分钟。

关元：在下腹部，脐中下3寸，前正中线上，即肚脐中央向下4横指处。

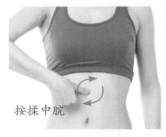

按揉中脘

肝郁痰凝证乳腺增生者每天按揉中脘、丰隆各3分钟。

丰隆：在小腿外侧，外踝尖上8寸，胫骨前肌的外缘。

三阴交：在小腿内侧，内踝尖上3寸，胫骨内侧缘后际。

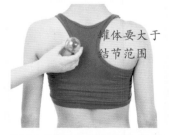

罐体要大于结节范围

肝郁痰凝证乳腺增生者在背部乳房投影区内的结节处拔罐5~10分钟。

更年期综合征

更年期综合征多见于妇女进入绝经期前后，由于卵巢功能减退直至消失引起的内分泌失调和自由神经功能紊乱的症状。主要表现为月经紊乱、面部烘热出汗、烦躁易怒、精神疲倦、头晕耳鸣、心悸失眠，记忆力减退、易激动，甚至情志异常，有尿频、尿急、食欲不振等症状。中医认为，肾虚不能濡养和温煦其他脏器是导致更年期综合征的原因。卵巢早衰可以参照此部位刮痧。

私人定制刮痧配搭档

分型	症状特点	刮痧手法	刮痧搭档
虚 脾肾阳虚	面色㿠白，神倦肢怠，食少腹胀，大便溏泄，面浮肢肿	补法刮痧，不追求出痧	加艾灸足三里、中脘
虚实兼有 肝阳上亢	头晕目眩，心烦易怒，烘热汗出，腰膝酸软，经来量多，或淋漓不断，有时乳胀，口干咽燥	平补平泻法刮痧，出痧即改为补法刮痧	加按揉太冲、太溪、内关，双手掌横向摩擦两胁部
虚 心血亏损	心悸，失眠多梦，五心烦热，甚或情志失常	补法刮痧，不追求出痧	加按揉三阴交、内关、神门

刮拭部位

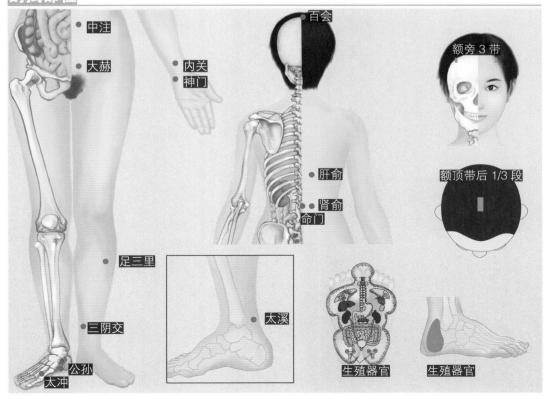

中注　大赫　内关　神门　百会　额旁3带　肝俞　肾俞　命门　额顶带后1/3段　足三里　三阴交　太溪　公孙　太冲　生殖器官　生殖器官

方法一　刮拭头部、足部全息穴区

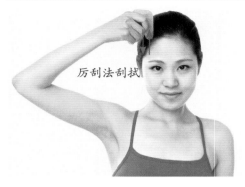

厉刮法刮拭

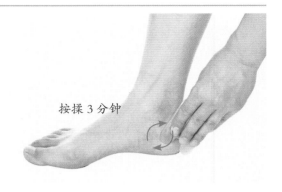

按揉 3 分钟

1 用厉刮法刮拭头部双侧额旁 3 带，额顶带后 1/3 段。

2 用面刮法刮拭足跟内外侧及足底生殖器官穴区，刮至有微热感即可，对疼痛敏感点做重点按揉。

方法二　刮拭头部、背部、腹部经穴

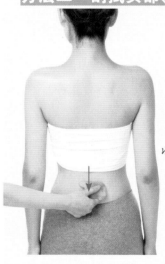

1 用单角刮法刮拭头部百会。用面刮法从上向下刮拭背部督脉命门、膀胱经双侧肝俞至肾俞。

以有酸胀感为度

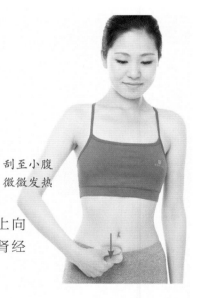

刮至小腹微微发热

2 用面刮法从上向下刮拭腹部肾经双侧中注至大赫。

方法三　刮拭四肢经穴

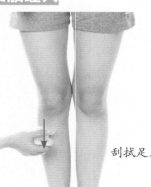

1 用面刮法从上向下刮拭上肢内关、神门，下肢足三里、三阴交，足部公孙。

刮拭足三里

2 用垂直按揉法按揉足部太冲，用平面按揉法按揉太溪。

按揉 30 下

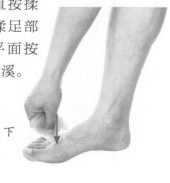

中脘：在上腹部，脐中上 4 寸，前正中线上。

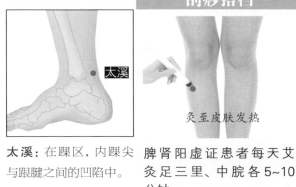

太溪

太溪：在踝区，内踝尖与跟腱之间的凹陷中。

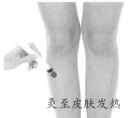

灸至皮肤发热

脾肾阳虚证患者每天艾灸足三里、中脘各 5~10 分钟。

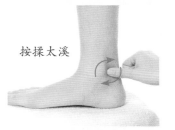

按揉太溪

肝阳上亢证患者每天用大拇指按揉太冲、太溪、内关各 3~5 分钟。双手掌横向摩擦两胁部 3~5 分钟。

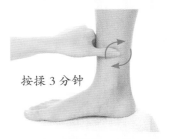

按揉 3 分钟

心血亏损证患者每天按揉三阴交、内关、神门各 3 分钟。

神门：在腕前区，腕横纹尺侧，尺侧腕屈肌腱的桡侧缘。

内关：在前臂前区，腕掌侧远端横纹上 2 寸，掌长肌腱与桡侧腕屈肌腱之间。

太冲：在足背，第 1、2 跖骨间，跖骨底接合部前方凹陷中，或触及动脉搏动处。

足三里：在小腿前外侧，犊鼻下 3 寸，犊鼻与解溪连线上。

三阴交：在小腿内侧，内踝尖上 3 寸，胫骨内侧缘后际。

子宫肌瘤

子宫肌瘤是女性生殖器官中最常见的良性肿瘤，是由增生的子宫平滑肌组织和少量纤维结缔组织形成的良性肿瘤。症状常随肌瘤生长的部位、大小、生长速度而各异，常见子宫出血，月经量多或淋漓不净，腹部包块，及邻近器官的压迫症状，可引发盆腔炎、白带增多、不孕症等。

私人定制刮痧配搭档

分型	症状特点	刮痧手法	刮痧搭档
虚 实 兼 有 虚寒证	月经量多夹块，淋漓不净，经行小腹隐痛，畏寒怕冷，眩晕乏力，气短便溏，面色苍白	平补平泻法刮痧，无痧后改为补法刮痧	加艾灸关元、中脘
虚 实 兼 有 气滞证	小腹胀满，积块不坚，痛无定处，郁闷不舒，烦躁易怒，胁肋及乳房胀痛，经前加重	平补平泻法刮痧，无痧后改为补法刮痧	加按揉三阴交、太冲
虚 实 兼 有 血瘀证	小腹积块坚硬，固定不移，疼痛拒按，月经量多或经期后延，经行腹痛，经前乳胀或头痛，面色晦暗	平补平泻法刮痧，无痧后改为补法刮痧	加血海、次髎拔罐
虚 实 兼 有 痰湿证	下腹部包块，时有作痛，按之柔软，带下较多	平补平泻法刮痧，无痧后改为补法刮痧	加石门拔罐，且按揉丰隆

刮拭部位

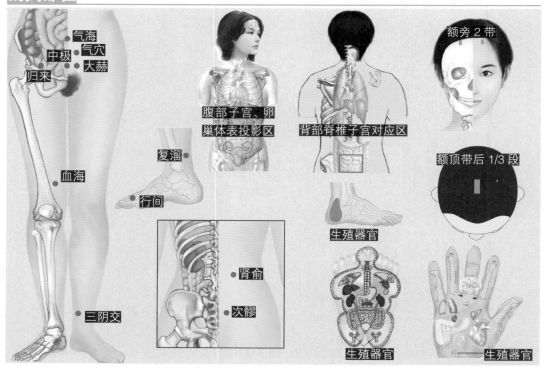

气海
中极
气穴
大赫
归来
血海
复溜
行间
三阴交
肾俞
次髎
腹部子宫、卵巢体表投影区
背部脊椎子宫对应区
生殖器官
生殖器官
生殖器官
额旁 2 带
额顶带后 1/3 段

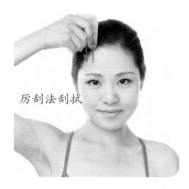

厉刮法刮拭

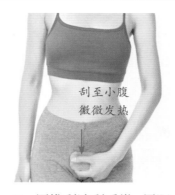

刮至小腹
微微发热

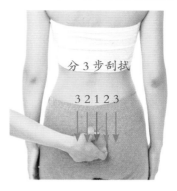

分3步刮拭

3 2 1 2 3

1 用厉刮法刮拭头部额旁2带，额顶带后1/3段，并在这些穴区内寻找疼痛敏感点做重点刮拭。

2 用推刮法刮手掌、足跟及足内外侧生殖器官穴区。用面刮法从上向下刮腹部子宫、卵巢体表投影区。

3 用面刮法和双角刮法自上而下刮拭背部脊椎子宫对应区（第2~4骶椎及两侧3寸宽的区域）。

方法二 刮拭背部、腹部经穴

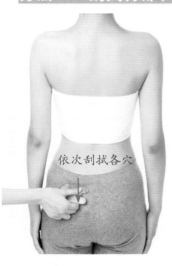

依次刮拭各穴

1 用面刮法从上向下刮拭背部肾俞至次髎。

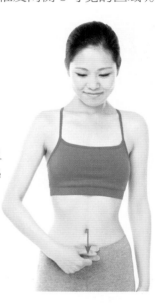

刮至小腹
微微发热

2 用面刮法从上向下刮拭腹部气海至中极，归来，气穴至大赫。

方法三 刮拭下肢经穴

1 用面刮法从上向下刮拭下肢血海、三阴交、复溜。

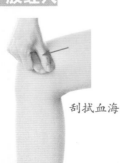

刮拭血海

2 用垂直按揉法按揉行间。

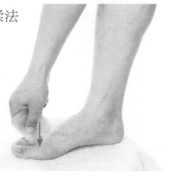

按揉30下

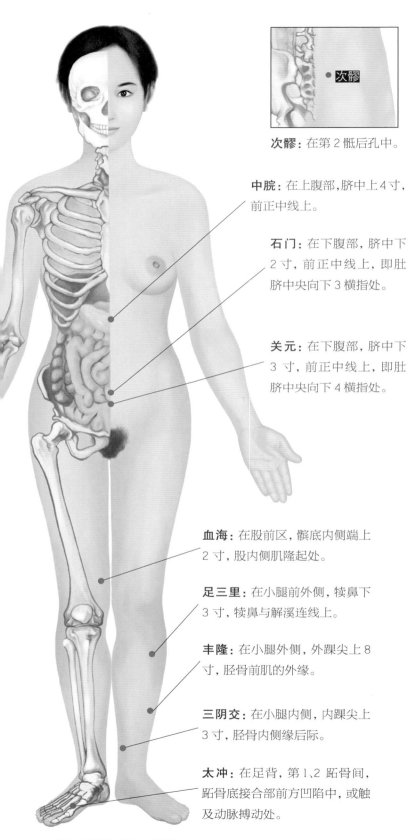

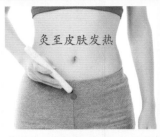

次髎：在第 2 骶后孔中。

中脘：在上腹部，脐中上 4 寸，前正中线上。

石门：在下腹部，脐中下 2 寸，前正中线上，即肚脐中央向下 3 横指处。

关元：在下腹部，脐中下 3 寸，前正中线上，即肚脐中央向下 4 横指处。

血海：在股前区，髌底内侧端上 2 寸，股内侧肌隆起处。

足三里：在小腿前外侧，犊鼻下 3 寸，犊鼻与解溪连线上。

丰隆：在小腿外侧，外踝尖上 8 寸，胫骨前肌的外缘。

三阴交：在小腿内侧，内踝尖上 3 寸，胫骨内侧缘后际。

太冲：在足背，第 1、2 跖骨间，跖骨底接合部前方凹陷中，或触及动脉搏动处。

灸至皮肤发热

虚寒证子宫肌瘤患者艾灸关元、中脘各 3~5 分钟。

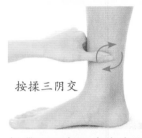

按揉三阴交

气滞证子宫肌瘤患者用大拇指按揉三阴交、太冲各 3 分钟。

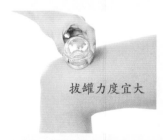

拔罐力度宜大

血瘀证子宫肌瘤患者在血海、次髎各拔罐 5~10 分钟。

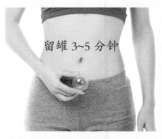

留罐 3~5 分钟

痰湿证子宫肌瘤患者在石门拔罐 5~10 分钟。用大拇指按揉丰隆 3 分钟。

男科病症

前列腺炎、前列腺肥大

前列腺炎是由各种致病因素引起的男性前列腺体和腺管的炎症性疾病。一般表现为尿频、尿急、尿痛、尿不尽、尿分叉、尿等待、排尿不适、尿滴沥、生殖区疼痛等症状。前列腺肥大又称增生，主要表现为：一类是膀胱刺激症状，如尿频、尿急、夜尿增多及急迫性尿失禁；另一类是因增生前列腺阻塞尿路产生的梗阻性症状。

私人定制刮痧配搭档

分型	症状特点	刮痧手法	刮痧搭档
寒 肾气虚证	排尿困难，夜尿频仍，解时等待，尿流变细，或见分叉、中断，伴小腹坠胀、隐痛，腰脊酸软等症	补法刮痧，不追求出痧	加艾灸关元、气海，经常做收腹提肛动作
虚 热 肾阴虚证	排尿不畅，尿流变细、色黄赤，尿道有灼热感，伴腰膝酸软，头晕耳鸣，口燥咽干，五心烦热等症	平补平泻法刮痧，痧出即改为补法刮痧	加按揉阴陵泉、照海
实 热 湿热下注证	素有排尿困难之苦，小便不畅，甚或点滴而下。继而出现尿频、尿急，排尿灼痛感，小腹胀痛，大便秘结	平补平泻法刮痧	加委中、中极拔罐
虚 实 兼有 瘀积内阻证	尿细如线，尿流分叉，排尿时间延长，尿道涩疼，会阴憋胀，经久难愈	平补平泻法刮痧，无痧后即改为补法刮痧	加中极、下髎拔罐，按揉地机、太冲

刮拭部位

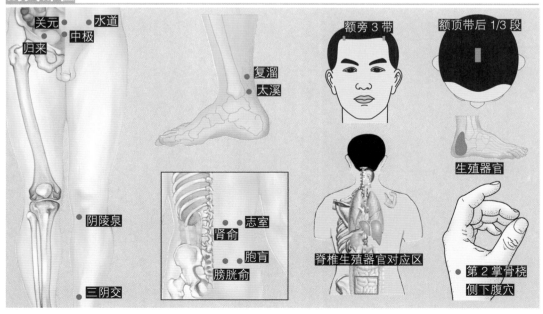

关元　水道　中极　归来　复溜　太溪　额旁 3 带　额顶带后 1/3 段　阴陵泉　志室　肾俞　胞肓　膀胱俞　三阴交　生殖器官　脊椎生殖器官对应区　第 2 掌骨桡侧下腹穴

方法一　刮拭头部、手足部、背部全息穴区

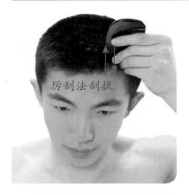

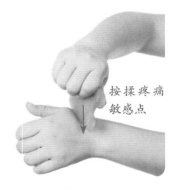

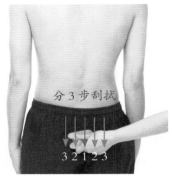

1 用厉刮法刮拭头部额旁3带，额顶带后1/3段，并在这些穴区内寻找疼痛敏感点做重点刮拭。

2 用垂直按揉法按揉第2掌骨桡侧下腹穴区。用平面按揉法按揉足跟内外侧生殖器官穴区，前列腺肥大者用推刮法刮拭。

3 用面刮法和双角刮法从上向下刮拭脊椎生殖器官对应区。（第2~4骶椎及两侧3寸宽的范围）。

方法二　刮拭背部、腹部经穴

1 用面刮法从上向下刮拭背部膀胱经双侧肾俞至膀胱俞，志室至胞肓。

依次刮拭各穴

2 用面刮法从上向下刮拭腹部任脉关元到中极，胃经水道至归来。

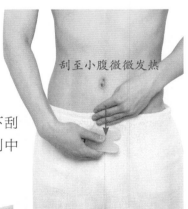

方法三　刮拭下肢经穴

用面刮法从上向下刮拭脾经阴陵泉至三阴交，肾经复溜至太溪。

刮拭阴陵泉

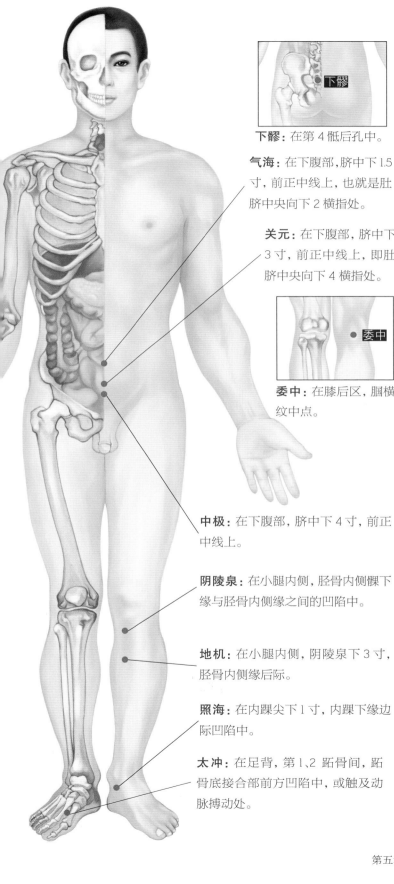

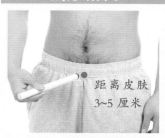

下髎：在第4骶后孔中。

气海：在下腹部，脐中下1.5寸，前正中线上，也就是肚脐中央向下2横指处。

关元：在下腹部，脐中下3寸，前正中线上，即肚脐中央向下4横指处。

委中：在膝后区，腘横纹中点。

中极：在下腹部，脐中下4寸，前正中线上。

阴陵泉：在小腿内侧，胫骨内侧髁下缘与胫骨内侧缘之间的凹陷中。

地机：在小腿内侧，阴陵泉下3寸，胫骨内侧缘后际。

照海：在内踝尖下1寸，内踝下缘边际凹陷中。

太冲：在足背，第1、2跖骨间，跖骨底接合部前方凹陷中，或触及动脉搏动处。

刮痧搭档

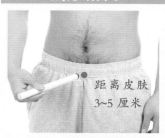

距离皮肤3~5厘米

肾气虚证患者艾灸关元、气海各3~5分钟。经常做收腹提肛动作。

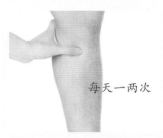

每天一两次

肾阴虚证患者每天按揉阴陵泉、照海各3分钟。

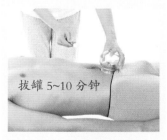

拔罐5~10分钟

湿热下注证患者在委中、中极处各拔罐5~10分钟。

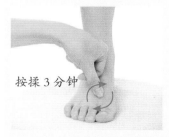

按揉3分钟

瘀积内阻证患者在中极、下髎拔罐，每天按揉足部地机、太冲各3分钟。

阳痿、早泄

阳痿、早泄均为男性性功能障碍。阳痿是在有性欲的状态下，阴茎勃起障碍无法完成性生活；早泄指性交过程中射精过早。二者在临床表现上有明显差别，但在病因病机上有相同之处，均可按下列部位和方法刮痧，并根据全身症状表现，参照下列私人定制的刮痧手法选配刮痧搭档。

私人定制刮痧配搭档

分型	症状特点	刮痧手法	刮痧搭档
虚寒 肾阳虚证	阳痿早泄，精薄清冷，性欲冷淡，面色㿠白，恶寒喜热，头昏乏力，腰脊酸软，神疲乏力，大便溏薄	补法刮痧，不追求出痧	加艾灸神阙、关元，双手掌搓肾俞
热 湿热下注证	阳痿早泄，阴囊湿痒、胀痛，或有血精，茎中痒痛，尿黄混浊，尿后余沥，身体困倦，胸闷胁痛，口苦纳呆	用按压力大、速度慢的手法刮痧	加关元、气海拔罐
虚 心脾两虚证	阳痿早泄，伴腹胀纳差，心悸心烦，失眠多梦，神疲便溏	补法刮痧，不追求出痧	加艾灸足三里、中极、太溪，并按揉内关
虚 肾阴虚证	纵欲过度致阳痿，或欲念时起，临房早泄，心烦失眠，腰酸头晕，口燥咽干	平补平泻法刮痧，痧出即改为补法刮痧	加按揉太冲、中极、太溪

刮拭部位

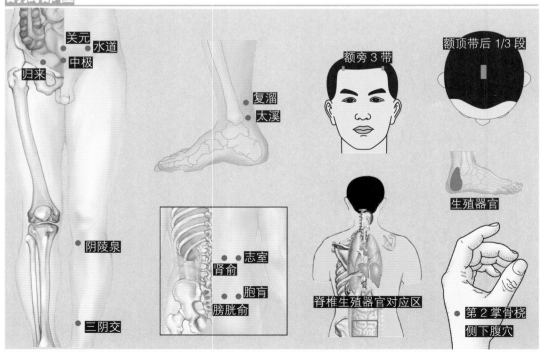

关元　水道
中极
归来

复溜
太溪

额旁 3 带

额顶带后 1/3 段

阴陵泉

志室
肾俞
胞肓
膀胱俞

生殖器官

三阴交

脊椎生殖器官对应区

第 2 掌骨桡侧下腹穴

方法一　刮拭头部、手足、背部全息穴区

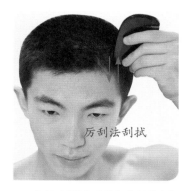

厉刮法刮拭

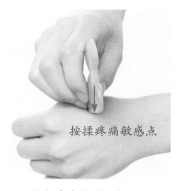

按揉疼痛敏感点

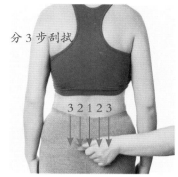

分3步刮拭

3 2 1 2 3

1 用厉刮法刮拭头部额旁3带，额顶带后1/3段。

2 用垂直按揉法按揉手部第2掌骨桡侧下腹穴区。用平面按揉法按揉足跟内外侧生殖器官穴区。

3 用面刮法和双角刮法从上向下刮拭脊椎生殖器官对应区（第2~4骶椎及两侧3寸宽的区域）。

方法二　刮拭背部、腹部经穴

1 用面刮法从上向下刮拭背部膀胱经肾俞至膀胱俞，志室至胞肓。

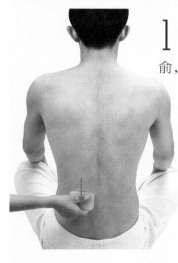

依次刮拭各穴

刮至小腹微微发热

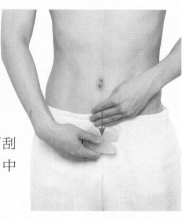

2 用面刮法从上向下刮拭腹部任脉关元到中极，胃经水道至归来。

方法三　刮拭下肢经穴

1 用面刮法从上向下刮拭脾经阴陵泉至三阴交。

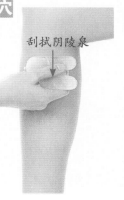

刮拭阴陵泉

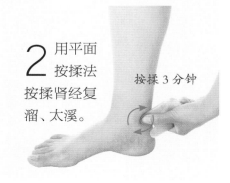

2 用平面按揉法按揉肾经复溜、太溪。

按揉3分钟

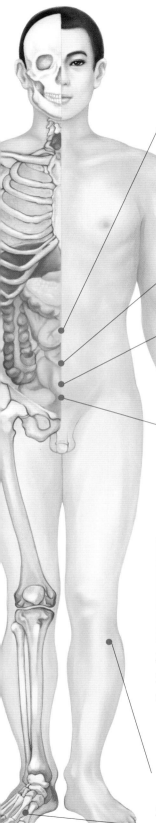

神阙：在脐区，脐窝中央。

气海：在下腹部，脐中下1.5寸，前正中线上，也就是肚脐中央向下2横指处。

关元：在下腹部，脐中下3寸，前正中线上，即肚脐中央向下4横指处。

内关：在前臂前区，腕掌侧远端横纹上2寸，掌长肌腱与桡侧腕屈肌腱之间。

中极：在下腹部，脐中下4寸，前正中线上。

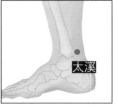

太溪：在踝区，内踝尖与跟腱后缘连线的中点凹陷中。

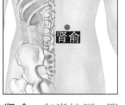

肾俞：在脊柱区，第2腰椎棘突下，后正中线旁开1.5寸。

足三里：在小腿前外侧，犊鼻下3寸，犊鼻与解溪连线上。

太冲：在足背，第1、2跖骨间，跖骨底接合部前方凹陷中，或触及动脉搏动处。

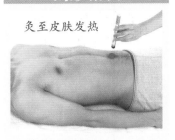

灸至皮肤发热

肾阳虚证患者每天艾灸神阙、关元各5~10分钟，双手掌搓肾俞100下。

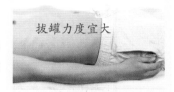

拔罐力度宜大

湿热下注证患者在腹部关元、气海各拔罐3~5分钟。

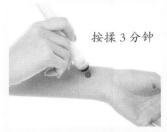

按揉3分钟

心脾两虚证患者每天艾灸足三里、中极、太溪各5分钟。按揉内关。

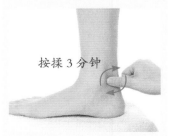

按揉3分钟

肾阴虚证患者每天按揉太冲、中极、太溪各3分钟。

遗精

遗精是指不因性生活而精液自行溢出,一夜两三次或每周数次,连续不断,甚至午睡或清醒时性兴奋和非性交状态下均有射精。伴有记忆力减退、头晕耳鸣、腰酸膝软、精力减退或心烦急躁、手足心热等症状。

中医认为,遗精多属于肾气不足或阴虚火旺,可在刮痧的同时对照下表中的方法进行治疗。

扫二维码看视频

私人定制刮痧配搭档

分型	症状特点	刮痧手法	刮痧搭档
虚 肾虚不固	遗精频繁,无梦居多,甚则滑精,面色无华,精神萎靡,头晕耳鸣,腰酸膝软	补法刮痧,不追求出痧	加按揉三阴交、中极,艾灸肾俞
虚 阴虚火旺	梦中遗精,夜眠不安,心悸易惊,阳物易举,头晕耳鸣,恶热烦躁,手足心热,面红口干	平补平泻法刮痧,出痧后即改为补法刮痧	加按揉肾俞、中极、太溪,然后用手心搓脚心的涌泉,搓到发热为止

刮拭部位

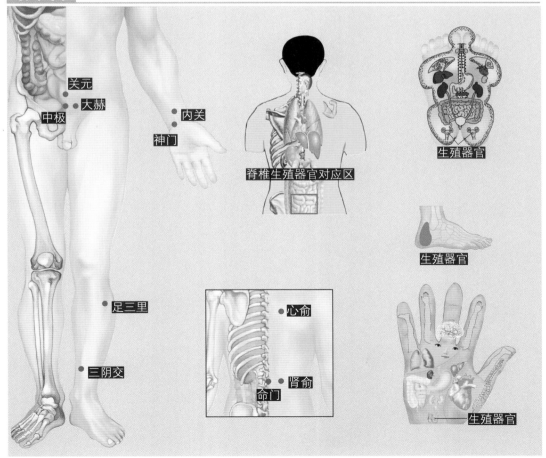

关元　大赫　内关　神门　中极

脊椎生殖器官对应区

生殖器官

生殖器官

足三里　三阴交

心俞　肾俞　命门

生殖器官

方法一　刮拭手足部、背部全息穴区

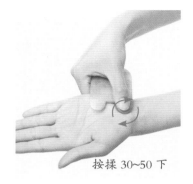

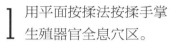

按揉 30~50 下

1 用平面按揉法按揉手掌生殖器官全息穴区。

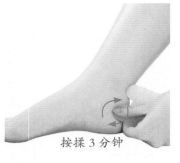

按揉 3 分钟

2 用平面按揉法按揉足跟内外侧及足底生殖器官穴区。

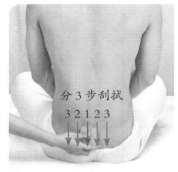

分 3 步刮拭
3 2 1 2 3

3 用面刮法和双角刮法从上向下刮拭背部脊椎生殖器官对应区（第 2~4 骶椎及两侧 3 寸宽的区域）。

方法二　刮拭背部、腹部经穴

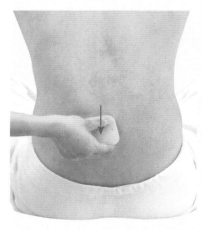

1 用面刮法从上向下刮拭腰背部心俞、肾俞、命门。

依次刮拭各穴

刮至小腹微微发热

2 用面刮法从上向下刮拭腹部关元、中极、大赫。

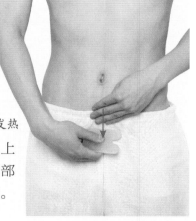

方法三　刮拭四肢经穴

1 用平面按揉法按揉上肢内关、神门。

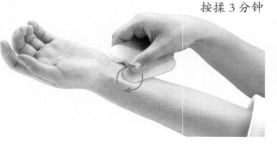

按揉 3 分钟

刮拭 30 下

2 用面刮法刮拭下肢足三里、三阴交。

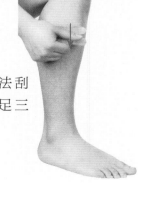

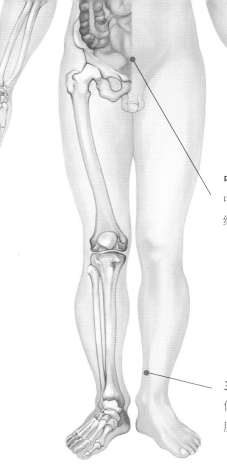

中极： 在下腹部，脐中下 4 寸，前正中线上。

三阴交： 在小腿内侧，内踝尖上 3 寸，胫骨内侧缘后际。

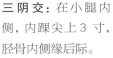
涌泉

涌泉： 在足底，屈足卷趾时足心最凹陷处。

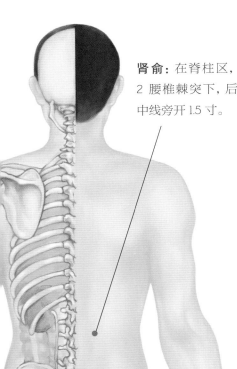

肾俞： 在脊柱区，第 2 腰椎棘突下，后正中线旁开 1.5 寸。

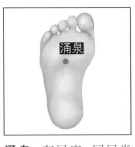
太溪

太溪： 在踝区，内踝尖与跟腱之间的凹陷中。

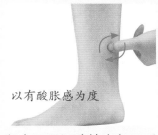
以有酸胀感为度

肾虚不固证遗精者每天睡前按揉三阴交 3 分钟。艾灸肾俞 5~10 分钟。

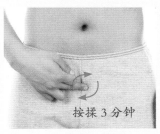
按揉 3 分钟

肾虚不固证遗精者每天睡前按揉中极 3 分钟。

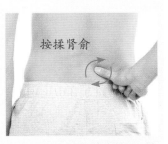
按揉肾俞

阴虚火旺证遗精者每天按揉肾俞、中极、太溪各 3 分钟。

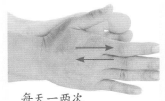
每天一两次

阴虚火旺证遗精者用手心搓脚心的涌泉，搓到发热为止。

儿科病症

小儿腹泻

小儿腹泻以排便次数增多，粪质稀薄或兼有未消化的食物残渣和黏液为主要特征，重者为水样便。小儿的脾胃尚未发育完善，机能较弱，起居不慎、饮食失调，均可引起腹泻。小儿刮痧宜用补法，不要追求出痧，痧出即改为按揉法刮拭。

私人定制刮痧配搭档

分型	症状特点	刮痧手法	刮痧搭档
实热 湿热泻	泻下稀薄，色黄而臭秽，腹部疼痛，身热口渴，肛门灼热，小便短赤，舌黄苔腻	速度慢的轻揉手法刮痧	加按揉曲池、内庭
虚 脾虚泻	时泻时止，或久泻不愈，大便稀薄，常食后即泻，常夹有乳积或食物残渣，面色萎黄，睡卧露睛，不思饮食，倦怠神疲	压力轻、速度快的轻揉手法刮痧	加推按大鱼际，艾灸脾俞
虚实兼有 伤食泻	腹胀腹痛，泻前哭闹，泻后痛减，大便腐臭，状如败卵，常伴呕吐酸腐，苔垢腻	速度慢、压力适中的手法刮痧，痧出后即改为轻揉刮法	加按揉内庭，推揉食指

刮拭部位

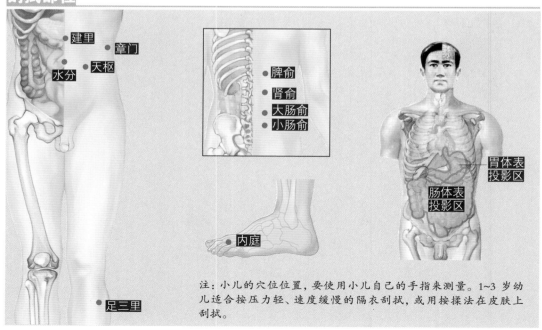

建里 章门 水分 天枢

脾俞 肾俞 大肠俞 小肠俞

内庭

胃体表投影区 肠体表投影区

足三里

注：小儿的穴位位置，要使用小儿自己的手指来测量。1~3岁幼儿适合按压力轻、速度缓慢的隔衣刮拭，或用按揉法在皮肤上刮拭。

方法一　刮拭背部、腹部经穴

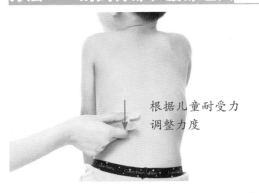

根据儿童耐受力
调整力度

以肚脐为中心

1 用面刮法刮拭背部膀胱经脾俞、肾俞、大肠俞至小肠俞。

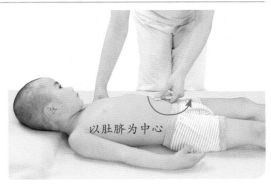

2 用揉刮法刮拭腹部任脉建里至水分，胃经天枢，肝经章门。

方法二　刮拭腹部肠、胃的体表投影区

用揉刮法从上向下刮拭腹部肠、胃的体表投影区。

弧形刮拭

方法三　刮拭下肢经穴

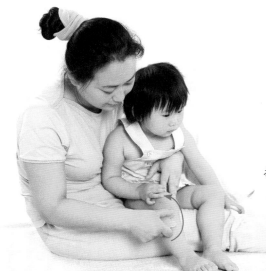

用平面按揉法按揉下肢胃经足三里，用垂直按揉法按揉足背内庭。

按揉 3 分钟

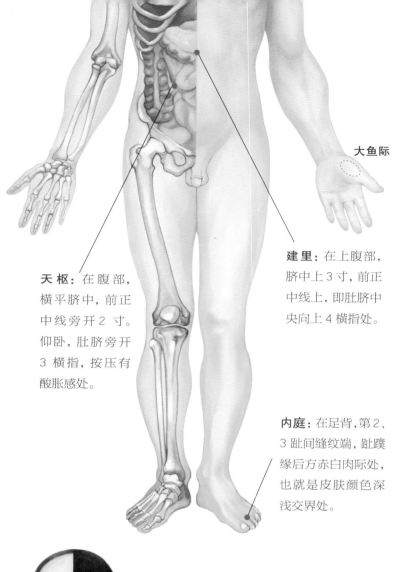

大鱼际

天枢： 在腹部，横平脐中，前正中线旁开 2 寸。仰卧，肚脐旁开 3 横指，按压有酸胀感处。

建里： 在上腹部，脐中上 3 寸，前正中线上，即肚脐中央向上 4 横指处。

内庭： 在足背，第 2、3 趾间缝纹端，趾蹼缘后方赤白肉际处，也就是皮肤颜色深浅交界处。

脾俞： 在脊柱区，第 11 胸椎棘突下，后正中线旁开 1.5 寸。

曲池： 在肘区，尺泽与肱骨外上髁连线的中点处。

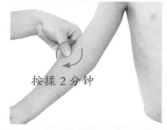

按揉 2 分钟

湿热泻患儿每天用大拇指按揉曲池、内庭各 2 分钟。

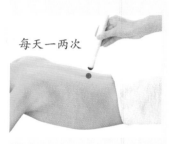

每天一两次

脾虚泻患儿每天艾灸脾俞 5 分钟。推按大鱼际 3 分钟。

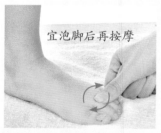

宜泡脚后再按摩

伤食泻患儿每天按揉内庭，推揉食指各 3 分钟。

小儿厌食症

小儿厌食症属于喂养不当，或先天脾胃功能较弱导致脾胃不和，小儿出现较长时间见食不贪，食欲缺乏，甚至拒食的一种病症。一般精神状态尚好，面部萎黄少光泽，形体消瘦。如不及时治疗，日久可导致营养不良、贫血、佝偻病、免疫力下降及反复呼吸道感染等疾病。

私人定制刮痧配搭档

分型	症状特点	刮痧手法	刮痧搭档
虚 脾胃气虚	厌食或拒食，进食稍多或食物较难消化，则大便中夹有未消化残渣，或便溏，面色萎黄，形体消瘦，易出汗	补法刮痧，不追求出痧	加艾灸脾俞、足三里，且推揉大鱼际
虚 胃阴不足	口干多饮而不欲进食，手足心热，皮肤干燥，缺乏润泽，大便多干结	补法刮痧，不追求出痧	加按揉四缝，且推揉大鱼际

刮拭部位

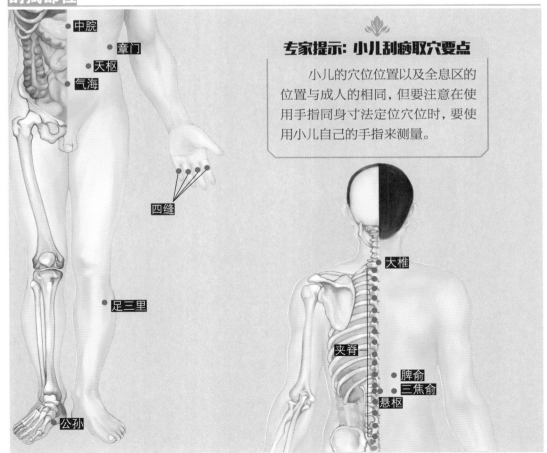

中脘
章门
天枢
气海

四缝

足三里

公孙

专家提示：小儿刮痧取穴要点

小儿的穴位位置以及全息区的位置与成人的相同，但要注意在使用手指同身寸法定位穴位时，要使用小儿自己的手指来测量。

大椎

夹脊

脾俞
三焦俞
悬枢

方法一　刮拭背部、腹部经穴

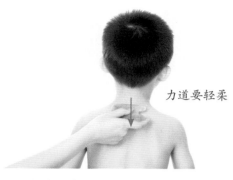

力道要轻柔

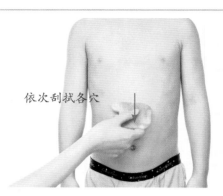

依次刮拭各穴

1 用面刮法从上向下刮拭背部大椎至悬枢，脾俞至三焦俞。用双角刮法刮拭夹脊穴。

2 用面刮法刮拭腹部任脉中脘至气海，胃经双侧天枢，肝经双侧章门。

方法二　刮拭手部、下肢经穴

1 用垂直按揉法按揉奇穴四缝。

每天依次按揉各穴一两次

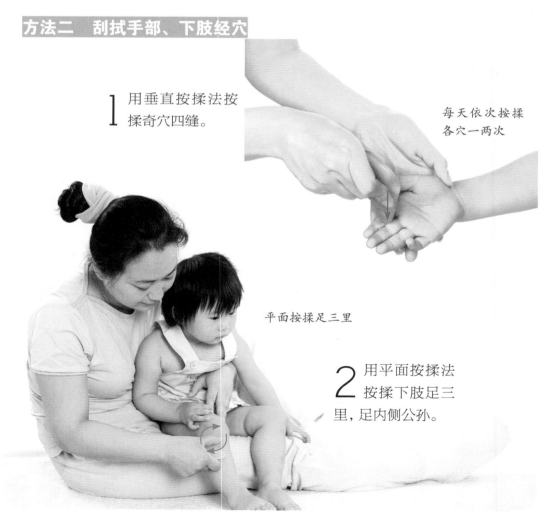

平面按揉足三里

2 用平面按揉法按揉下肢足三里，足内侧公孙。

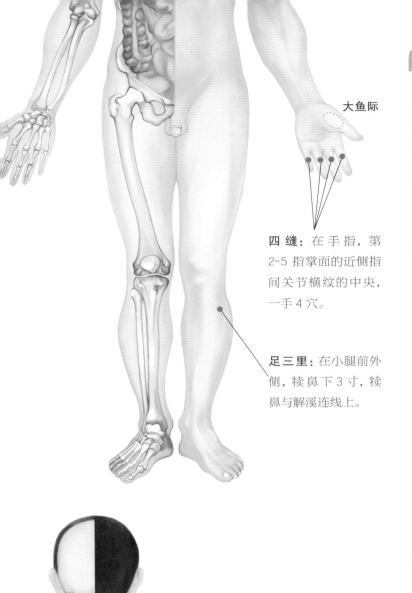

大鱼际

四缝：在手指，第 2~5 指掌面的近侧指间关节横纹的中央，一手4穴。

足三里：在小腿前外侧，犊鼻下3寸，犊鼻与解溪连线上。

脾俞：在脊柱区，第11胸椎棘突下，后正中线旁开1.5寸。

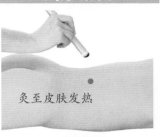

灸至皮肤发热

脾胃气虚证厌食患儿每天艾灸脾俞5分钟。

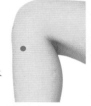

距离皮肤 3~5 厘米

脾胃气虚证厌食患儿每天艾灸足三里5分钟。

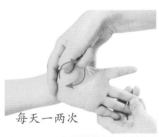

每天一两次

脾胃气虚证或胃阴不足证厌食患儿每天推揉大鱼际3分钟。

依次按揉各穴

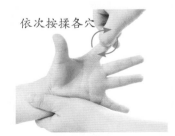

胃阴不足证厌食患儿每天按揉手指四缝3分钟。

小儿遗尿症

年满 3 周岁的小儿经常在睡眠中不自觉排尿，俗称"尿床"。这与幼儿智力和心智尚未发育完善，排尿的正常习惯尚未养成，或贪玩少睡，精神过度疲劳有关。若 5 岁以上的幼儿，尚不能自控排尿，每睡即遗，则应视为病态，及早就治，以免影响小儿身心健康。

中医认为，小儿遗尿多与肾气虚、脾肺气虚或者肝经湿热有关。

私人定制刮痧配搭档

分型	症状特点	刮痧手法	刮痧搭档
寒 肾阳不足	睡中遗尿，甚者一夜数次，尿清长而频多，熟睡不易唤醒，面眈神疲，腰腿酸软，记忆力减退或智力较差	补法刮痧，不追求出痧	加艾灸肾俞，摩擦涌泉
实热 肝经湿热	睡中遗尿，小便黄臭，面赤唇红，性情急躁，夜间咄齿	平补平泻法刮痧	加按揉阳陵泉、膀胱俞
虚 肺脾气虚	病后体虚，睡中遗尿，尿频而量少，面白少华，神疲乏力，食欲缺乏，大便时溏，自汗盗汗	补法刮痧，不追求出痧	加按百会、足三里

刮拭部位

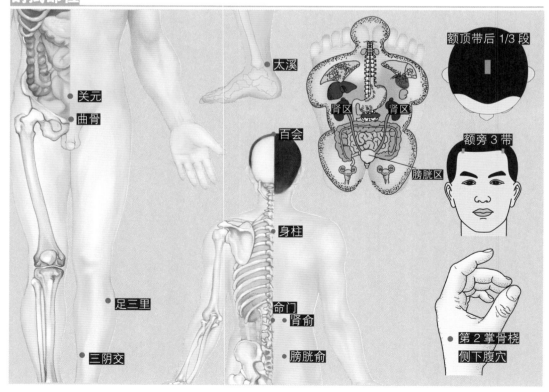

关元
曲骨
太溪
百会
肾区　肾区
膀胱区
额顶带后 1/3 段
额旁 3 带
身柱
命门
肾俞
膀胱俞
足三里
三阴交
第 2 掌骨桡侧下腹穴

方法一　刮拭头部、手足全息穴区，头部经穴

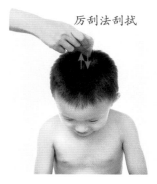

厉刮法刮拭

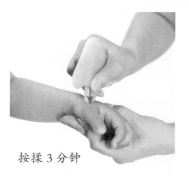

按揉 3 分钟

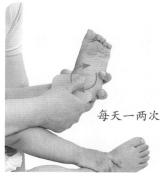

每天一两次

1 以厉刮法刮拭额旁 3 带，额顶带后1/3 段。用平面按揉法按揉头部督脉百会。

2 用垂直按揉法按揉第 2 掌骨桡侧下腹穴区。

3 用平面按揉法按揉足底膀胱及肾区。

方法二　刮拭背部及下腹部经穴

1 用面刮法从上向下刮拭督脉身柱至命门，膀胱经肾俞至膀胱俞。

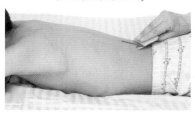

刮至皮肤微微出痧

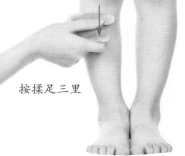

2 以揉刮法刮拭腹部任脉关元至曲骨。

弧形揉刮关元

方法三　刮拭下肢相关经穴

用平面按揉法按揉下肢足三里及三阴交，足部太溪。

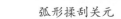

按揉足三里

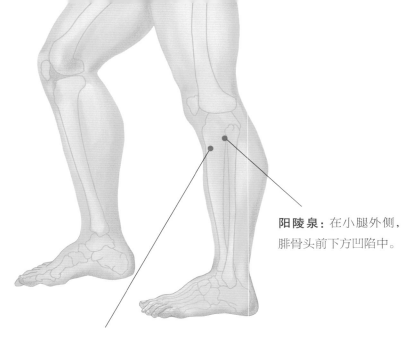

阳陵泉：在小腿外侧，腓骨头前下方凹陷中。

足三里：在小腿前外侧，犊鼻下3寸，犊鼻与解溪连线上。

百会：在头部，前发际正中直上5寸。

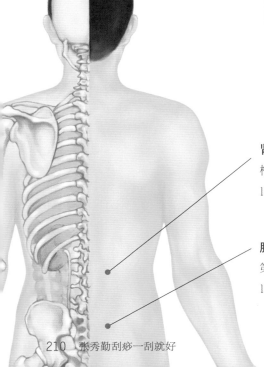

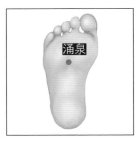

涌泉

涌泉：在足底，屈足卷趾时足心最凹陷处。

肾俞：在脊柱区，第2腰椎棘突下，后正中线旁开1.5寸。

膀胱俞：在骶区，横平第2骶后孔，骶正中嵴旁1.5寸。

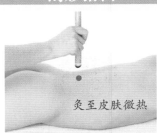

灸至皮肤微热

肾阳不足证小儿遗尿者每天艾灸肾俞5分钟。摩擦涌泉。

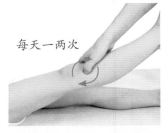

每天一两次

肝经湿热证小儿遗尿者每天用大拇指按揉阳陵泉3分钟。

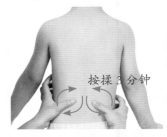

按揉3分钟

肝经湿热证小儿遗尿者每天用大拇指按揉膀胱俞3分钟。

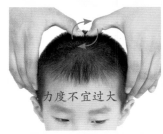

力度不宜过大

肺脾气虚证小儿遗尿者每天按揉百会、足三里各3分钟。

附录

人体经络穴位速查图表

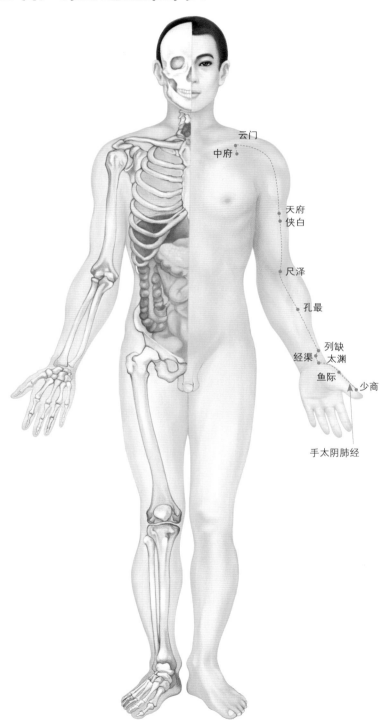

云门
中府
天府
侠白
尺泽
孔最
列缺
经渠
太渊
鱼际
少商
手太阴肺经

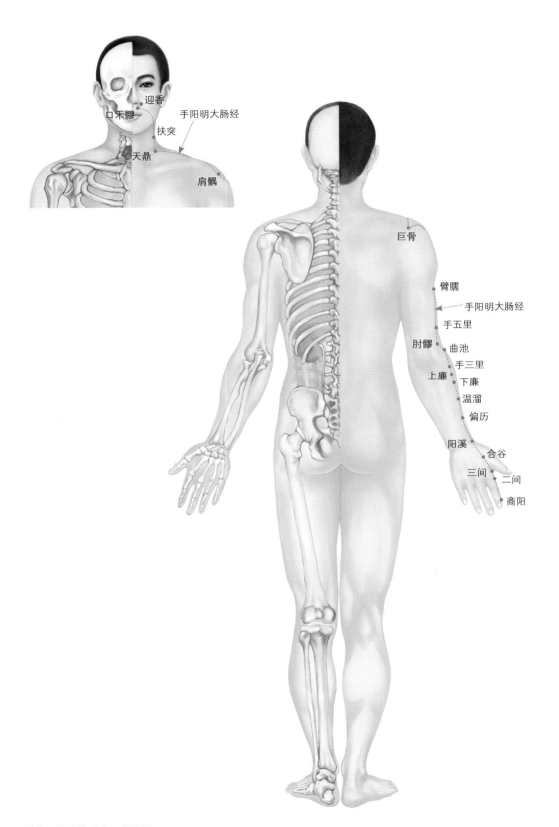

迎香

口禾髎

手阳明大肠经

扶突

天鼎

肩髃

巨骨

臂臑

手阳明大肠经

手五里

肘髎 曲池

手三里

上廉 下廉

温溜

偏历

阳溪 合谷

三间 二间

商阳

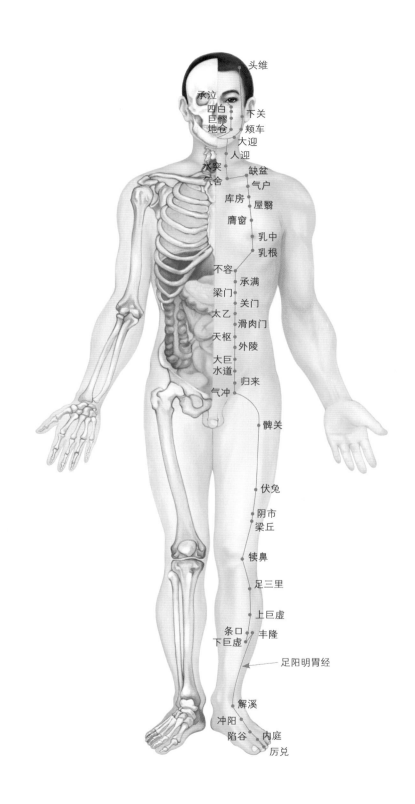

头维

承泣
四白
巨髎
地仓
大迎
人迎

水突
气舍

下关
颊车

缺盆
气户
库房 屋翳
膺窗
乳中
乳根

不容
承满
梁门 关门
太乙 滑肉门
天枢 外陵
大巨 归来
水道
气冲

髀关

伏兔
阴市
梁丘

犊鼻

足三里

上巨虚

条口 丰隆
下巨虚

足阳明胃经

解溪

冲阳
陷谷 内庭
厉兑

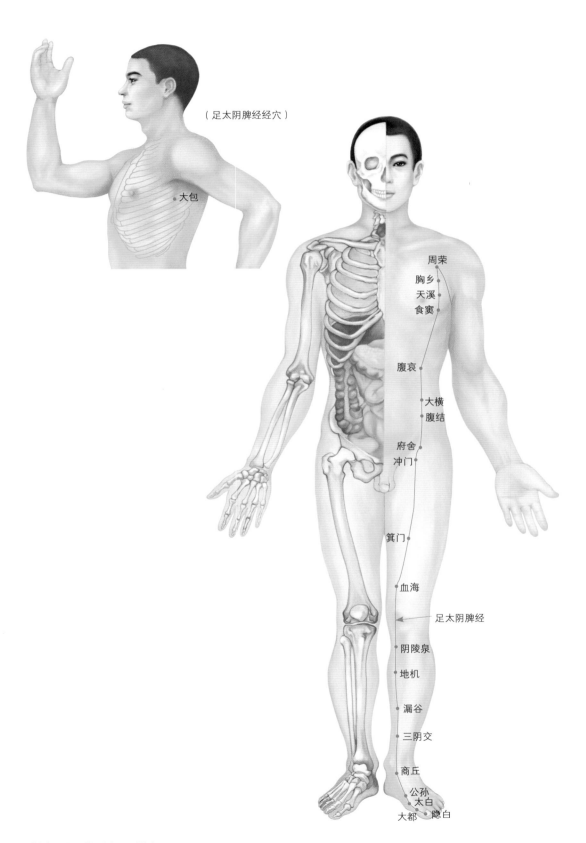

（足太阴脾经经穴）

大包

周荣
胸乡
天溪
食窦

腹哀

大横
腹结

府舍
冲门

箕门

血海

足太阴脾经

阴陵泉

地机

漏谷

三阴交

商丘

公孙
太白
大都   隐白

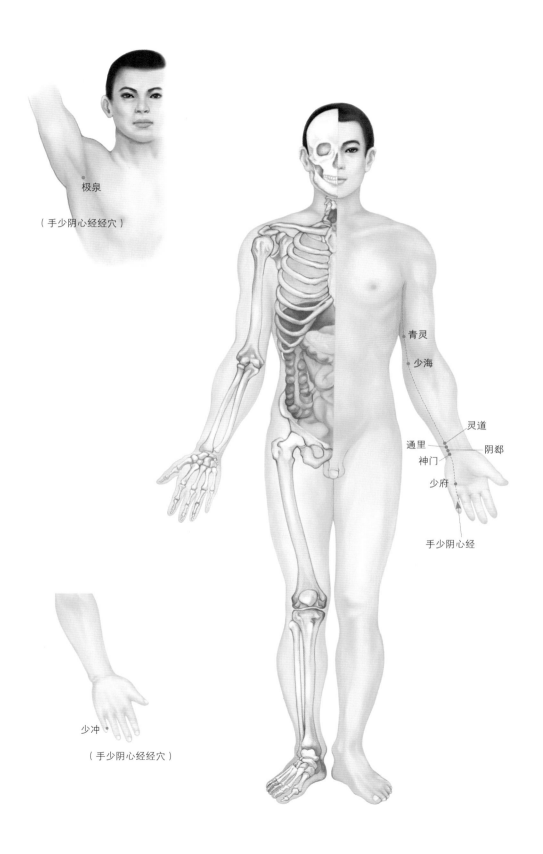

极泉

（手少阴心经经穴）

青灵

少海

灵道

通里　　　　阴郄

神门

少府

手少阴心经

少冲

（手少阴心经经穴）

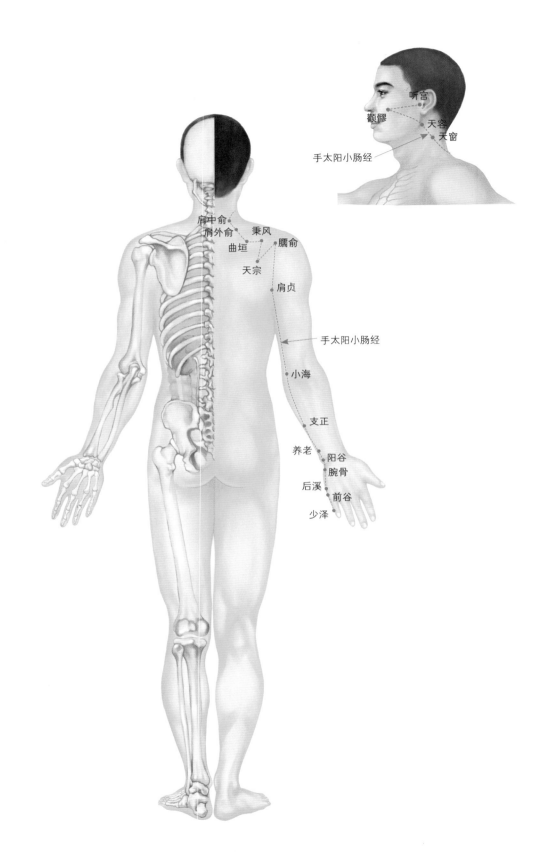

听宫
颧髎
天容
天窗
手太阳小肠经

肩中俞
肩外俞
秉风
曲垣
臑俞
天宗
肩贞

手太阳小肠经

小海

支正

养老
阳谷
腕骨
后溪
前谷
少泽

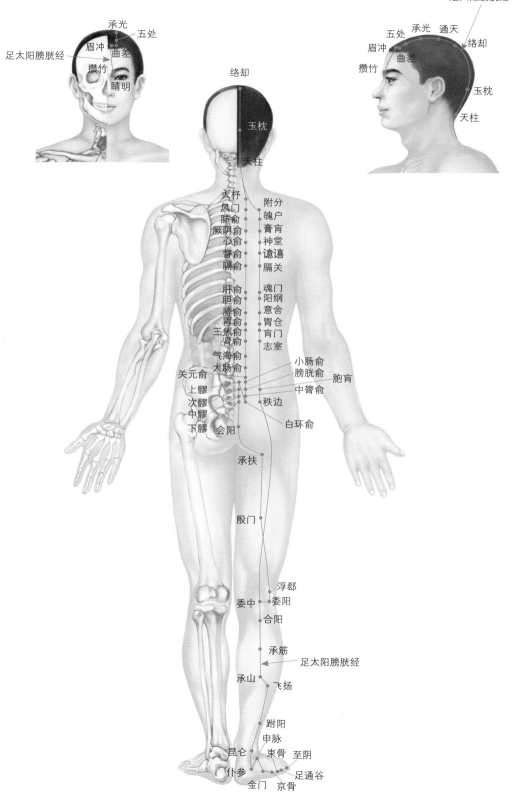

足太阳膀胱经

承光 五处
眉冲 曲差
足太阳膀胱经 攒竹
睛明

足太阳膀胱经

承光 通天
五处 络却
眉冲 曲差
攒竹
玉枕
天柱

络却

玉枕

天柱

天柱
天柱
风门 附分
肺俞 魄户
厥阴俞 膏肓
心俞 神堂
督俞 谚譆
膈俞 膈关

肝俞 魂门
胆俞 阳纲
脾俞 意舍
胃俞 胃仓
三焦俞 肓门
肾俞 志室

气海俞
大肠俞 小肠俞
膀胱俞 胞肓
关元俞 中膂俞
上髎 秩边
次髎
中髎 白环俞
下髎 会阳

承扶

殷门

浮郄
委中 委阳
合阳

承筋
足太阳膀胱经
承山 飞扬

跗阳
申脉
昆仑 束骨 至阴
仆参 足通谷
金门 京骨

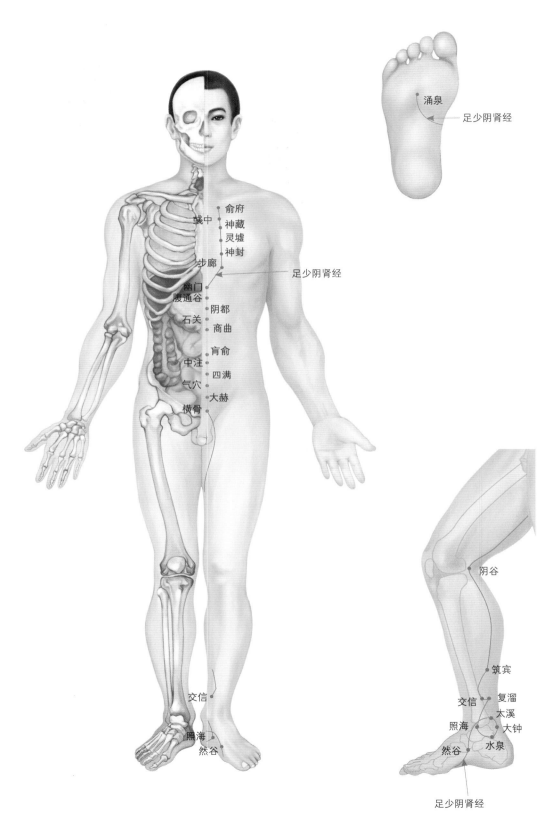

涌泉
足少阴肾经

俞府
彧中
神藏
灵墟
神封
步廊
足少阴肾经
幽门
腹通谷
阴都
石关
商曲
肓俞
中注
四满
气穴
大赫
横骨

交信
照海
然谷

阴谷

筑宾
复溜
交信
太溪
照海
大钟
水泉
然谷
足少阴肾经

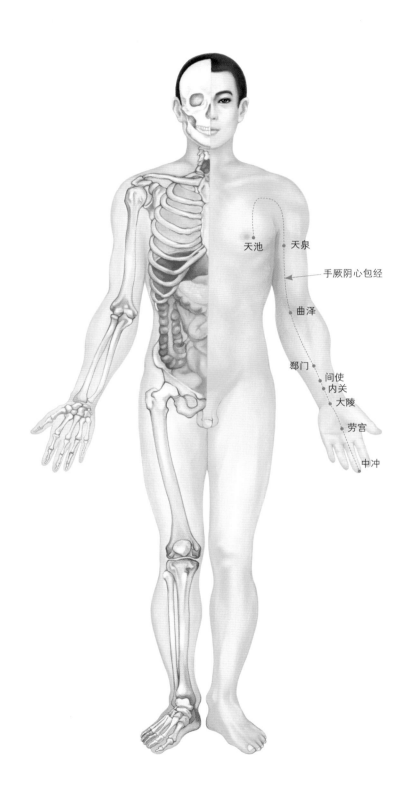

天池　　天泉

手厥阴心包经

曲泽

郄门　间使
　　　内关
　　　大陵

劳宫

中冲

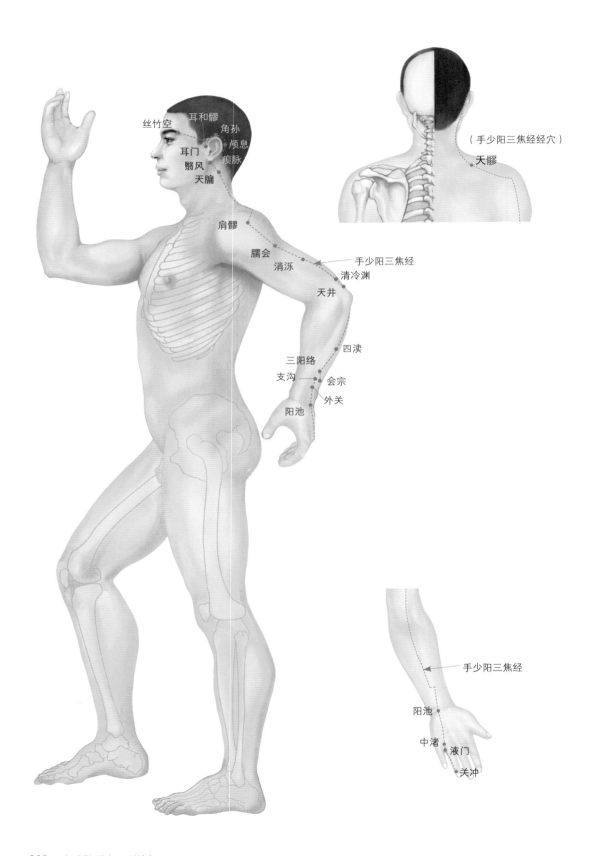

丝竹空　耳和髎　角孙　颅息　瘈脉　耳门　翳风　天牖

肩髎　臑会　消泺　手少阳三焦经　清冷渊　天井　四渎　三阳络　支沟　会宗　外关　阳池

（手少阳三焦经经穴）　天髎

手少阳三焦经　阳池　中渚　液门　关冲

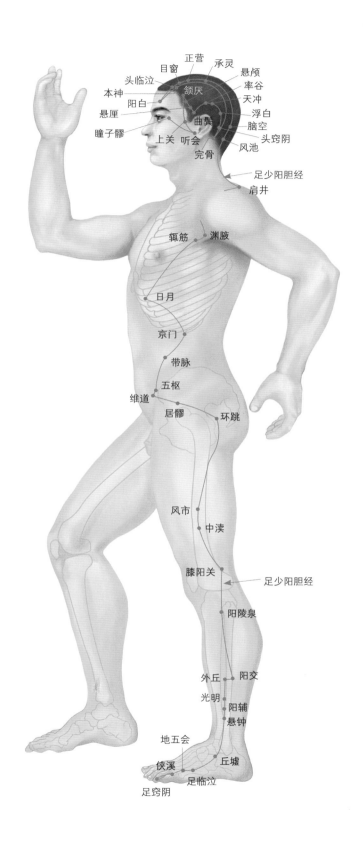

正营　承灵
目窗　　　悬颅
头临泣　　　率谷
本神　　颔厌
阳白　　　　天冲
悬厘　　　　浮白
曲鬓　　脑空
瞳子髎　　　　头窍阴
上关　听会　风池
完骨

足少阳胆经
肩井

辄筋　渊腋

日月

京门

带脉

五枢

维道
居髎　环跳

风市

中渎

膝阳关　　足少阳胆经

阳陵泉

外丘　阳交
光明
阳辅
悬钟

地五会
侠溪　　丘墟
足临泣
足窍阴

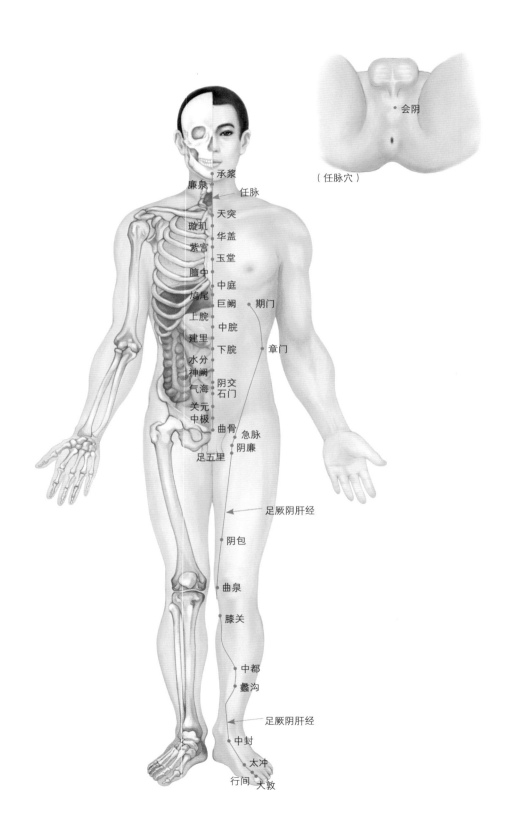

会阴

（任脉穴）

承浆
廉泉　　任脉
天突
璇玑　华盖
紫宫　玉堂
膻中　中庭
鸠尾　巨阙　期门
上脘　中脘
建里　下脘　章门
水分
神阙　阴交
气海　石门
关元
中极　曲骨　急脉
阴廉
足五里

足厥阴肝经

阴包

曲泉
膝关

中都
蠡沟
足厥阴肝经
中封
太冲
行间　大敦

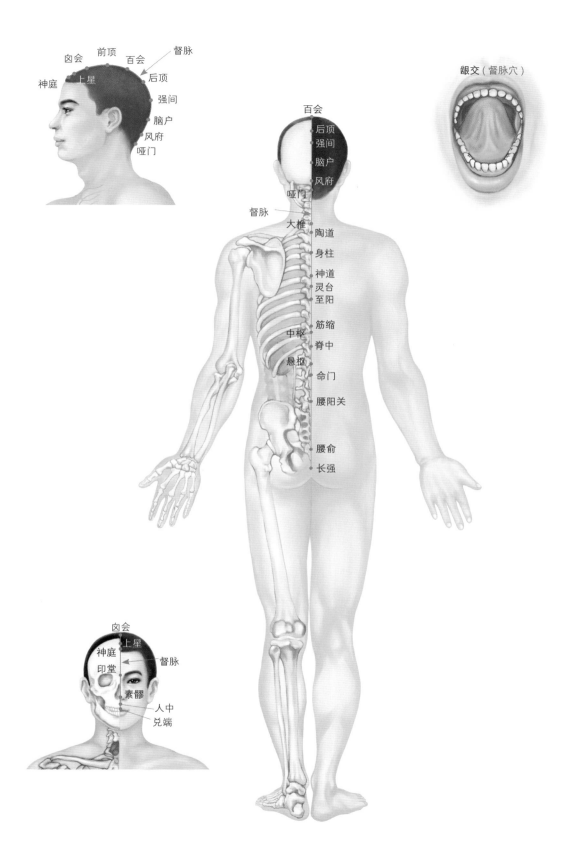

图书在版编目（CIP）数据

张秀勤刮痧一刮就好 / 张秀勤著. — 2版. — 北京：
北京出版社，2020.12
（张秀勤刮痧养生堂）
ISBN 978-7-200-15972-1

Ⅰ．①张… Ⅱ．①张… Ⅲ．①刮搓疗法 Ⅳ.
①R244.4

中国版本图书馆CIP数据核字（2020）第211240号

张秀勤刮痧养生堂
张秀勤刮痧一刮就好　第2版
ZHANG XIUQIN GUASHA YI GUA JIU HAO DI-2 BAN
张秀勤　著

＊

北 京 出 版 集 团
北 京 出 版 社　出版
（北京北三环中路6号）
邮政编码：100120

网　址：ｗｗｗ．ｂｐｈ．ｃｏｍ．ｃｎ
北 京 出 版 集 团 总 发 行
新 华 书 店 经 销
雅迪云印（天津）科技有限公司印刷

＊

787毫米×1092毫米　16开本　14.5印张　250千字
2017年4月第1版　2020年12月第2版　2020年12月第4次印刷
ISBN 978-7-200-15972-1
定价：59.80元
如有印装质量问题，由本社负责调换
质量监督电话：010-58572393